DE

L'ANALGÉSIE CHIRURGICALE

PAR

INJECTIONS DE CHLORHYDRATE DE COCAÏNE

SOUS L'ARACHNOÏDE LOMBAIRE

PAR

D. MOSSÉ

DOCTEUR EN MÉDECINE

MONTPELLIER

G. FIRMIN ET MONTANE, IMPRIMEURS DE L'UNIVERSITÉ

Rue Ferdinand-Fabre et Quai du Verdanson

1901

PERSONNEL DE LA FACULTÉ

MM. MAIRET (✱) . . . . Doyen
FORGUE . . . . Assesseur

Professeurs

Hygiène. MM.	BERTIN-SANS (✱)
Clinique médicale	GRASSET (✱).
Clinique chirurgicale.	TEDENAT.
Clinique obstétric. et gynécol	GRYNFELTT.
— — ch. du cours, M. Puech.	
Thérapeutique et matière médicale. . . .	HAMELIN (✱).
Clinique médicale	CARRIEU.
Clinique des maladies mentales et nerv.	MAIRET (✱).
Physique médicale.	IMBERT
Botanique et hist. nat. méd.	GRANEL.
Clinique chirurgicale.	FORGUE.
Clinique ophtalmologique.	TRUC.
Chimie médicale et Pharmacie	VILLE.
Physiologie.	HEDON.
Histologie	VIALLETON.
Pathologie interne.	DUCAMP.
Anatomie.	GILIS.
Opérations et appareils	ESTOR.
Microbiologie	RODET.
Médecine légale et toxicologie	SARDA.
Clinique des maladies des enfants	BAUMEL.
Anatomie pathologique	BOSC

Doyen honoraire : M. VIALLETON.
Professeurs honoraires : MM. JAUMES, PAULET (O. ✱).

Chargés de Cours complémentaires

Accouchements. . . . . MM.	VALLOIS, agrégé.
Clinique ann. des mal. syphil. et cutanées	BROUSSE, agrégé.
Clinique annexe des mal. des vieillards. .	VIRES, agrégé.
Pathologie externe	IMBERT L., agrégé.
Pathologie générale	RAYMOND, agrégé.

Agrégés en exercice

MM. BROUSSE	MM. PUECH	MM. RAYMOND
RAUZIER	VALLOIS	VIRES
LAPEYRE	MOURET	IMBERT
MOITESSIER	GALAVIELLE	BERTIN-SANS
de ROUVILLE		

M. H. GOT, *secrétaire*.

Examinateurs de la Thèse

MM. TÉDENAT, *président*.	MM. PUECH, *agrégé*.
TRUC, *professeur*.	DE ROUVILLE, *agrégé*.

La Faculté de Médecine de Montpellier déclare que les opinions émises dans les Dissertations qui lui sont présentées doivent être considérées comme propres à leur auteur ; qu'elle n'entend leur donner ni approbation, ni improbation

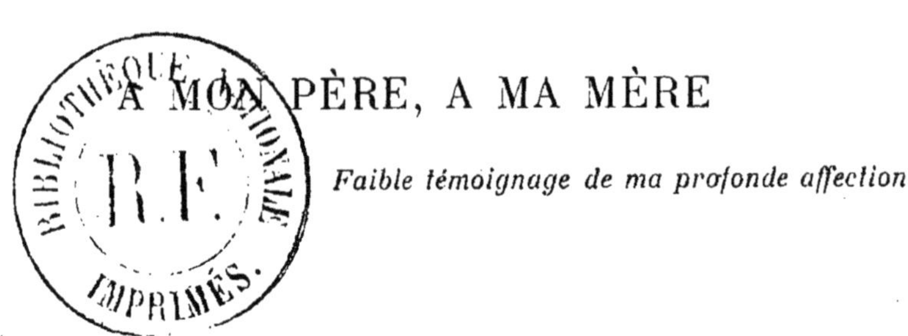

A MON PÈRE, A MA MÈRE

Faible témoignage de ma profonde affection.

A MES SŒURS, A MES BEAUX-FRÈRES

A MES AMIS

D. MOSSÉ.

A M. Charles FLAHAULT

DIRECTEUR DE L'INSTITUT DE BOTANIQUE
PROFESSEUR A LA FACULTÉ DES SCIENCES

A M. Eugène BLUM

PROFESSEUR-AGRÉGÉ DE PHILOSOPHIE AU LYCÉE

D. MOSSÉ.

A mon Maître

M. G. DE ROUVILLE

PROFESSEUR-AGRÉGÉ A LA FACULTÉ DE MÉDECINE

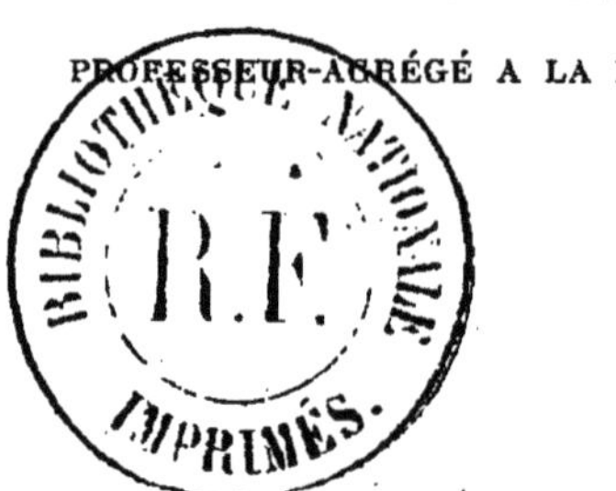

A TOUS MES MAITRES

D. MOSSÉ.

A MON PRÉSIDENT DE THÈSE

M. LE DOCTEUR TÉDENAT

PROFESSEUR DE CLINIQUE CHIRURGICALE A LA FACULTÉ
DE MONTPELLIER

D. MOSSÉ.

AVANT-PROPOS

Au moment où s'achève notre scolarité entièrement accomplie à Montpellier, c'est pour nous un devoir aussi naturel qu'agréable à remplir que d'adresser aux Maîtres de cette Faculté si justement renommée le respectueux hommage de notre inaltérable gratitude. A leur école, nous avons appris à connaître la science, à aimer la médecine, et nous avons compris les nobles obligations qu'entraîne la profession médicale.

M. le professeur Tédenat, en nous faisant l'honneur de présider cette thèse, continue à nous témoigner la sympathie qu'il a toujours manifestée à notre égard. Son enseignement si vivant, joint à une admirable maîtrise opératoire, ses leçons magistrales resteront dans notre mémoire comme un modèle inoubliable.

Aide de M. le professeur de Rouville, nous avons acquis à son école des connaissances théoriques et pratiques qui nous guideront précieusement dans l'avenir. Maître bienveillant et dévoué, homme d'initiative et de progrès, il nous a indiqué le sujet de ce travail dont il a suivi l'exécution avec un intérêt soutenu. Nous sommes heureux de déclarer publiquement combien ses conseils incessants nous ont été précieux pour mener à bien la tâche que nous avons entreprise. Enfin au cours de nos études médicales nous avons eu bien des obstacles à surmonter. Mais nous avons eu le bonheur de rencontrer sur notre chemin des hommes de cœur qui ont eu confiance en nous et grâce à eux nous avons pu envisager l'avenir avec courage. Les désigner plus clairement serait blesser leur modestie et manquer à la discrétion. Qu'ils sachent du moins qu'en ce jour où se décide notre carrière, notre pensée émue et reconnaissante leur porte un juste tribut de fidèle gratitude.

DE

L'ANALGÉSIE CHIRURGICALE

PAR

INJECTIONS DE CHLORHYDRATE DE COCAÏNE

SOUS L'ARACHNOÏDE LOMBAIRE

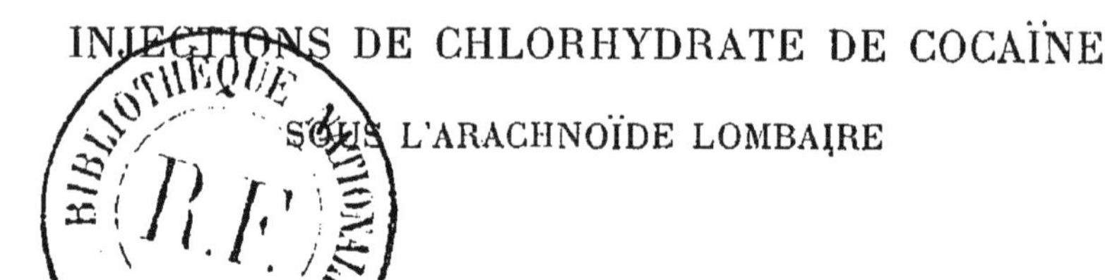

CHAPITRE PREMIER

Aperçu sur l'histoire de l'anesthésie générale. — Inconvénients du chloroforme et de l'éther

Dès la plus haute antiquité, savants et empiriques tentèrent d'organiser la lutte contre la douleur. Hippocrate indiquait déjà à ses disciples la sédation de la douleur comme l'un des plus nobles objets de leurs préoccupations ; mais en même temps il l'avait en quelque sorte soustraite à leurs efforts en en réservant le privilège aux dieux : *Divinum opus est sedare dolorem.* Cette œuvre divine, la découverte de l'anesthésie moderne l'a réalisée. Mais comme toutes les grandes inventions, elle n'a pas été l'œuvre d'un seul homme. La lutte contre la douleur provoquée pendant et par l'opération chirurgicale a été l'objet de tentatives réitérées, persévérantes, mais le nombre des moyens employés, puis abandonnés tour à tour, témoigne assez de leur inefficacité. Les Grecs, les Romains, les Assyriens, les Egyptiens, le moyen-âge, les temps modernes, emploient tour à tour la pierre de Memphis broyée dans du vinaigre et appliquée sur les parties à inciser, la mandragore,le ma-yo des Chinois,qui ne serait autre que le *cannabis indica*, le haschich, les préparations opiacées, la compression énergique des tissus amenant souvent la gangrène, la compression isolée des troncs nerveux, celle des carotides, la compression circulaire des membres, la congélation des tissus, les mélanges réfrigérants et enfin le somnambulisme qui, pendant quelques années, donna lieu à un véritable engouement. Mais il faut arriver au commencement du XIXe siècle pour assister à l'éclosion d'une ère nouvelle et définitive.

A la veille du jour où l'on devait atteindre le résultat cherché depuis si longtemps, — l'anesthésie, — un grand chirurgien, Velpeau, s'exprimait ainsi : « La suppression de la douleur est une chimère qu'il n'est plus permis de poursuivre aujourd'hui (1). » La découverte des propriétés de l'éther et du chloroforme vient donner un éclatant démenti aux paroles de Velpeau, qui suivait la tradition constante de la médecine rationnelle : elle avait toujours eu peu de foi dans un tel progrès.

Humphry Davy (1828) et Horace Wells (1844), observent les propriétés anesthésiques du protoxyde d'azote. L'éther sulfurique ne tarda pas à venir remplacer le protoxyde d'azote. H. Wells, Morton, Jackson, Long, se disputent l'honneur de la découverte de ce nouveau procédé qui suit une marche triomphale à travers le monde. L'Amérique et l'Angleterre n'ont pas abandonné l'éther, et

---

(1) Leçons orales de Clinique chirurgicale, Paris 1890.

en France beaucoup de chirurgiens, et en particulier l'Ecole de Lyon, lui sont restés fidèles. En 1847, Flourens découvre les propriétés anesthésiques du chloroforme. Il nous semble superflu de rapporter les polémiques soulevées par l'emploi de ce nouvel agent. Toute méthode nouvelle a ses détracteurs, parmi lesquels on s'étonne aujourd'hui de trouver l'illustre physiologiste Magendie. Néanmoins, le chloroforme a pris droit de cité et il est impossible d'évaluer, d'une façon précise, les innombrables opérations pratiquées sous l'anesthésie chloroformique depuis l'origine jusqu'à l'heure actuelle. Mais Flourens, en indiquant aux chirurgiens les effets du chloroforme en 1847, disait: « Si l'éther est un agent merveilleux et terrible, les effets du chloroforme sont plus merveilleux et plus terribles encore ». En effet, la mort par chloroforme existe, elle est rare, c'est vrai; mais à notre avis nous la trouvons encore beaucoup trop fréquente. On ne sait pas d'ailleurs quelle est la mortalité réelle du chloroforme ; celle que l'on chuchotte est, paraît-il, beaucoup plus nombreuse que celle que l'on écrit. Dastre admet une mort sur 2.000 cas et Reclus une mort sur 2.500. Ces chiffres signifient que, pendant l'opération, un malade sur 2500 meurt et meurt sous le couteau, dans la salle d'opération. Donc, les chirurgiens ne considèrent comme accidents imputables au chloroforme ou à l'éther que la syncope mortelle sur la table d'opération. Malheureusement, ils passent sous silence les anesthésies mouvementées, les alertes qui font vieillir le praticien et passer un frisson d'angoisse parmi les assistants. Une fois l'opéré reporté dans son lit, l'anesthésique est absous de tous les accidents ultérieurs. « Or, croit-on que l'empoisonnement général provoqué par l'agent anesthésique ait pour cela pris fin, et que les perturbations organiques d'ordre congestif du côté des viscères, et en particulier du côté des reins pour le chloroforme, du côté du poumon s'il s'agit de l'éther, n'auront aucune part dans les suites opératoires ou dans l'issue fatale ?..... Schultze, sur 4919 éthérisations, relève pour les seules complications pulmonaires, 18 pneumonies, dont 9 mortelles, soit presque 20 pour 100. Pour ma part, j'évite le chloroforme dans les cas où je crains une insuffisance rénale, et je n'emploie jamais l'éther si des lésions actives ou passives du poumon sont à craindre. La mortalité par anesthésie générale doit donc être considérée pendant l'opération et après l'opération » (1).

Interrogeons la physiologie ; elle est d'accord avec la clinique. Elle démontre que le chloroforme est un double poison. Il peut donner la mort au début ou au cours d'une anesthésie par son action toxique sur les centres respiratoires, mais surtout cardiaques.

Il faut toujours avoir devant les yeux la gravité de la syncope cardiaque, à laquelle on ne peut porter remède, tandis que la syncope respiratoire, si elle ne se complique pas de troubles cardiaques, n'a vraiment aucune gravité, puisqu'on peut la combattre très facilement... et le seul danger — mais celui-là est très redoutable — réside dans l'empoisonnement du cœur. Par conséquent, dans les maladies du cœur, tout anesthésique ne devra être employé qu'avec une extrême circonspection (2). Mais indépendamment de toute syncope cardiaque ou respiratoire, le chloroforme peut « déterminer la mort par altération des organes essentiels de la vie végétative et modification

---

(1) Tuffier. — *Presse médicale,* n° 33, 24 avril 1901.

(2) Ch. Richet. — Article Anesthésie du *Nouveau Dictionnaire de Physiologie.*

profonde des processus chimiques constituant la base de la nutrition (1).

Passons rapidement en revue les différents systèmes de l'économie et voyons les altérations que leur imprime le chloroforme.

Du côté du *système nerveux* après des anesthésies assez longues, variant de une heure à une heure et demie, on a observé des paralysies consécutives (2), des troubles nerveux consistant en insomnies, douleurs à formes névralgiques ou rhumatoïdes dans les lombes et dans la région du genou ; sommeil interrompu par de violentes secousses ; phénomènes de dépression physique et psychique assez persistants (3).

Du côté du système musculaire, on accuse la dégénérescence graisseuse du cœur comme cause de la mort tardive par le chlroforme (4).

Du *côté du sang,* il y a destruction des globules rouges. A l'appui de ce fait, on a invoqué la présence des pigments biliaires dans l'urine : l'urobilinurie, l'hémoglobinurie (5), l'élévation du taux du chlore urinaire, l'accroissement dans l'élimination de l'acide urique.

Altérations du foie. — Cette glande importante serait modifiée par le chloroforme : d'abord, dans certaines de ses fonctions physiologiques touchant au rôle transformateur chimique qu'elle a à remplir ; ensuite, dans sa structure histologique (dégénérescence graisseuse).

---

(1) L. Guinard. — Article Chloroforme du *Nouveau Dictionnaire de Physiologie.*

(2) Casse, Budinger, Schwartz, Chipault, Reboul.

(3) Regnault et Villejean, R. Dubois.

(4) Strassmann, Nothnagel, Leyden.

(5) Bouchard, Toth, etc...

Altérations des reins. — L'accident qui a attiré l'attention des chirurgiens et des expérimentateurs sur la production de lésions rénales par le chloroforme est l'apparition de l'albumine dans les urines des individus anesthésiés. En règle générale, cette albuminurie est légère, transitoire, sans conséquences fâcheuses ; mais parfois elle est plus grave, s'accompagne de cylindrurie et devient l'indice de lésions importantes avec lesquelles on doit compter, surtout quand il s'agit d'individus dont les reins sont suspects (1).

Sokoloff a cherché à bien préciser les conditions dans lesquelles apparaît l'albuminurie à la suite de l'anesthésie par le chloroforme. Il a d'abord établi qu'elle n'est pas imputable aux agents antiseptiques employés dans les pansements, pas plus qu'au choc opératoire dans les opérations faites sans administration de chloroforme. Par de nombreuses analyses, Sokoloff est arrivé à la moyenne de 98 pour 100 des cas dans lesquels il existait de l'albumine après anesthésie chloroformique. Ajoutons cependant que cette proportion est supérieure à celle donnée par les autres auteurs. Mais un fait reste constant, fait que nous voulons faire ressortir : c'est l'apparition possible de l'albuminurie due à l'action directe du poison sur le parenchyme rénal (2).

Faut-il ajouter encore que l'emploi d'un anesthésique général rencontre dans la pratique plusieurs contre-indications ? Les maladies du poumon, du cœur et des gros vaisseaux, les lésions de l'intestin, l'état de shock, etc.,

---

(1) Bouchard, Terrier, Israël, Sokoloff, etc...

(2) Bouchard, Heymans.

constituent des contre-indications formelles à l'emploi de l'anesthésie générale.

L'alcoolisme aggrave également les risques de la chloroformisation; les sujets intoxiqués, cachectiques, chez lesquels les échanges organiques se font mal, sont une proie facile aux altérations étudiées plus haut.

Lorsque, pour une cause quelconque, l'on est obligé de pratiquer des opérations à la lumière artificielle du gaz ou du pétrole, l'emploi de l'éther est absolument contre-indiqué, car ses vapeurs sont inflammables; mais l'usage du chloroforme même n'est pas sans inconvénient. Le chloroforme n'est pas inflammable; toutefois ses vapeurs peuvent être décomposées par la flamme au contact de laquelle elles arrivent, et la combustion du chloroforme en présence du gaz donne naissance à des corps (acide chlorhydrique, benzine perchlorée, chlore, etc.), extrêmement irritants pour les voies respiratoires. Ces corps forment comme un épais nuage, une buée blanche autour de la flamme.

Que l'opération à la lumière du gaz ou de la lampe à pétrole se prolonge pendant une demi-heure, et tous les assistants sont pris de quintes de toux plus ou moins violentes, avec douleurs de tête, étourdissement, nausées. Cette influence s'exerce plus intense encore sur les opérés. On les voit présenter des symptômes brusques d'asphyxie (1). Ils peuvent éprouver ultérieurement et consécutivement des accidents dus à cette cause, toux, pneumonie catarrhale (2).

---

(1) Von Iterson. — Berlin. Kl. Woch., n° 13, 1889.

(2) Zweifel.

Tous ces faits prouvent que le chloroforme et l'éther ne sont pas aussi anodins qu'on a bien voulu le dire, que beaucoup d'accidents leur sont imputables, qu'ils présentent de nombreuses contre-indications et que par suite il était légitime de rechercher une autre substance et une autre méthode d'anesthésie.

CHAPITRE II

La cocaïne. — Méthode de Reclus.— Avantages et inconvénients.— Nécessité d'une nouvelle méthode.

La cocaïne est un alcaloïde extrait des feuilles de la coca (Erythroxylon coca). La plante est un arbuste de deux à trois mètres de hauteur, cultivé dans l'Amérique du Sud, dans la Bolivie, les Andes, le Pérou, la République Argentine. De tous temps, les habitants de l'Amérique du Sud ont employé les feuilles de coca ; ils s'en servaient sous forme de chique, en les mâchant avec de la chaux ou avec les cendres alcalines de certaines plantes, comme excitant et réconfortant pour supprimer les sensations de fatigue qui accompagnent les longues marches, pour faire disparaître ou rendre supportables les douleurs de la faim et de la soif.

Les feuilles de coca ne sont guère utilisées en thérapeutique ; par contre, son alcaloïde, la cocaïne et en particulier le chlorhydrate de cocaïne (1) est d'un usage fréquent.

(1) Lorsque nous emploierons le mot « cocaïne » il faudra se rappeler que c'est une abréviation incorrecte qui désigne le chlorhydrate de cocaïne, comme les noms de morphine et d'atropine sont employés pour désigner aussi le chlorhydrate de morphine et le sulfate d'atropine.

Découverte et isolée, pour la première fois, par Gaedeke, en 1855, qui la nomma érythroxyline, elle le fut, une seconde fois, par Samuel R. Percy, de New-York ; mais on en attribue généralement l'invention à Niemann, élève de Wœhler, qui, l'ayant préparée de nouveau, la fit connaître en 1859 sous le nom de *cocaïne*.

En 1884, Karl Koller (1) découvrait l'action analgésique de la cocaïne sur la muqueuse conjonctivale et faisait entrer définitivement dans le domaine thérapeutique une substance que l'on connaissait depuis longtemps, mais qu'on ne savait pas encore utiliser. On étudia alors les propriétés physiologiques de ce nouvel agent et on s'aperçut que toutes les muqueuses pouvaient être également soumises à son action. On imagina enfin de l'employer en injections hypodermiques, et cette méthode généralisa son emploi. Reclus devint, en France, le défenseur convaincu et autorisé de l'anesthésie locale, facile à obtenir par ce moyen et pouvant remplacer dans bien des cas les anesthésiques généraux.

Se servir de la cocaïne devint bientôt chose vulgaire. Mais une réaction ne tarda pas à se faire, on cita les cas d'empoisonnement, et certains auteurs allèrent jusqu'à proscrire l'alcaloïde. D'autres lui sont restés fidèles, et Reclus, dans plusieurs leçons cliniques (2), vulgarise sa technique, démontre que la cocaïne est absolument innocente lorsqu'on sait la manier ; les accidents qu'on lui impute sont, d'après lui, le fait d'une ignorance ou d'une imprudence facile à éviter.

---

(1) Congrès ophtalmologique de Heidelberg, 15 septembre 1884.

(2) *Semaine Médicale*, nos du 25 janvier, 17 mai, 12 septembre 1893.

Il recommande d'opérer toujours dans la position horizontale pour éviter la syncope que les dentistes ont observée chez les patients assis. Il établit que le titre de la solution joue un rôle au moins égal à celui de la dose injectée.

Les solutions seront à 1 ou 2 p. 0/0 et on ne dépassera jamais la dose de 0 gr. 10 à 0 gr. 20, qui servira à cerner le champ opératoire.

Le liquide doit être poussé non dans le tissu cellulaire sous-cutané, où il risquerait de se diffuser, mais dans le derme lui-même, où il est mieux retenu. L'*injection sera traçante,* c'est-à-dire que l'on poussera le piston de la seringue en même temps que l'on enfoncera l'aiguille dans le tissu. En effet, la pénétration de la solution dans une veine constitue le danger à éviter. L'injection aura pour résultat de faire proéminer une ligne blanchâtre (d'anémie par constriction), de chaque côté de laquelle l'effet analgésique s'étendra sur une largeur d'un centimètre environ. Un moyen précieux d'étendre encore l'action de la cocaïne en largeur et en profondeur sera le massage de la place injectée.

L'injection devra tracer rigoureusement sur la peau la ligne même que suivra le bistouri. Si l'on n'est pas sûr de la reconnaître au bourrelet blanc, puis rosé qu'elle formera, il faudra la tracer au préalable à la teinture d'iode. On devra s'arranger de façon que la première piqûre seule soit douloureuse, les autres devant avoir lieu aux limites d'une traînée déjà insensibilisée. L'opéré sentira le contact de l'instrument, mais la souffrance sera nulle, car il n'y a pas anesthésie mais analgésie. Reclus trouve suffisante la dose de 0 gr. 07 à 0 gr. 09 centig. pour une cure radicale de hernie, d'hydrocèle, pour une castration, une dilatation anale, une amputation de doigt, etc.

Par une argumentation très serrée, Reclus, après avoir dressé les « tables mortuaires de la coçaïne », fait justice de tous les cas de mort qui ont été publiés. « Enlevez, dit-il, des statistiques tous les cas où des fautes de technique ont été commises, et je puis vous affirmer que le nombre des accidents s'abaissera d'une manière considérable » (1).

Reclus reconnaît à la cocaïne des avantages immenses (à tel point que, dans son service, l'anesthésie par la cocaïne est devenue la règle et le chloroforme l'exception). Absence de vomissements pendant et après l'intervention ; pendant, ils troublent l'opération ; après, ils sont douloureux pour l'opéré et compromettent le succès de l'opération. La suppression des vomissements doit être pour quelque chose dans l'absence de shock, argument nouveau et puissant en faveur de l'anesthésie par la cocaïne ; l'opéré paraît le même avant et après l'intervention. Certains malades obèses, à cœur gros, à gros poumons emphysémateux, cachectiques, doivent l'existence à la cocaïne.

A côté de tous ces avantages M. Reclus signale encore la perte de temps moins considérable, la possibilité de se passer d'aides. M. Reclus a reconnu tous les inconvénients du chloroforme, inconvénients que nous avons longuement analysés; aussi comprend-on qu'il ait tant de fois plaidé la cause de la cocaïne en injections intra-dermiques. Mais, de son propre aveu, cette méthode comporte plusieurs contre-indications. Elle est à rejeter lorsqu'il s'agit de pratiquer des opérations non réglées, lorsqu'on ignore les limites du mal et tous les points où portera le bistouri. La trop grande étendue du champ opératoire est

---

(1) *Semaine médicale,* 17 mai 1893, p. 244.

encore une contre-indication. « La cocaïne et le chloroforme ont chacun leur domaine, et en formule générale, je dirai que toute intervention qui porte sur un champ opératoire trop vaste et surtout dont les limites ne sont pas exactement connues à l'avance, ne ressortit pas à l'analgésie locale : autant celle-ci me paraît indiquée dans les extirpations des tumeurs sous-cutanées, dans les incisions d'abcès, les ongles incarnés, les amputations et les désarticulations des phalanges ou des métacarpiens, dans la kélotomie, la cure radicale de la hernie et de l'hydrocèle, dans la dilatation anale, la circoncision et la castration, dans les ouvertures d'abcès et la création d'anus artificiels ; autant la chirurgie utérine et abdominale, avec ses complications et ses surprises, me semble réservée au chloroforme seul (1) ». Les grandes amputations ne sont pas de son ressort. Toutes les fois qu'il y a ulcération des tissus par inflammation, la cocaïne n'a pas de prise. Au lieu de pénétrer sous une certaine pression et d'écarter difficilement les mailles de la trame du derme, elle s'échappe par des fissures et l'anesthésie devient illusoire.

Mais on a reproché encore à la méthode intra-dermique d'exiger des doses de cocaïne atteignant parfois 10 et 12 centigrammes, ou encore l'application au cours d'une opération de une, deux ou trois anesthésies supplémentaires et de ne pas être praticable en cas d'intervention délicate et prolongée. Enfin, l'Ecole de Lyon accuse les injections intra-dermiques ou sous-cutanées de cocaïne de provoquer des suppurations, objection plus systématique que réelle, car, dans la plupart des cas, les suppurations

(1) Reclus. — *Semaine médicale*, 25 janvier 1893.

constatées sont dues à quelque faute contre l'asepsie.

Cet exposé, nécessairement bref, des inconvénients inhérents au chloroforme et à l'éther, et celui des avantages indéniables de la cocaïne employée comme analgésique local, font comprendre avec quel enthousiasme dut être accueillie, par chirurgiens et accoucheurs, la découverte d'une méthode permettant d'étendre la cocaïnisation aux opérations où jusqu'alors il paraissait impossible de l'appliquer. Cette méthode est l'analgésie chirurgicale par injections de chlorhydrate de cocaïne sous l'arachnoïde lombaire.

CHAPITRE III

1° Les essais de Corning demeurent ignorés. — 2° Quincke démontre l'innocuité de la ponction lombaire. — 3° Sicard prouve que le liquide céphalo-rachidien s'accommode aisément de solutions médicamenteuses aseptiques. — 4° F. Franck enseigne que la cocaïne portée sur les éléments nerveux produit une analgésie parfaite avec retour à l'état normal de ces éléments, l'analgésie une fois disparue. — 5° Bier. — 6° Tuffier.

L'analgésie par injections de cocaïne sous l'arachnoïde lombaire est une méthode d'anesthésie intermédiaire à l'anesthésie générale par le chloroforme, l'éther, etc., et à l'anesthésie strictement locale (cocaïne, chlorure d'éthyle, nirvanine, etc.) L'histoire de cette méthode a été esquissée de main de maître dans une monographie remarquable, parue au commencement de cette année (1), et due à la plume de M. Tuffier. Si la priorité de la méthode n'appartient pas à Tuffier, il a eu le mérite incontestable d'avoir le plus effectivement contribué à sa vulgarisation et fixé une technique opératoire qui a été adoptée presque partout.

C'est à Léonard Corning, médecin neuro-pathologiste de New-York, que revient l'honneur d'avoir le premier, dès 1885, injecté dans le canal rachidien une solution de cocaïne. Il a réussi à obtenir l'insensibilité parfaite du segment inférieur du corps et proposa cette injection comme moyen d'analgésie chirurgicale. Il publia ses expé-

(1) Tuffier. — L'analgésie chirurgicale par voie rachidienne. Paris, 1901, Masson et Cie éditeurs.

riences et essais dans différents mémoires qui sont restés ignorés, même de ses compatriotes, sur les rayons des bibliothèques universitaires.

En 1891, seulement, soit six ans plus tard, Quincke (1) établit la facilité et l'innocuité de la ponction lombaire. C'était un premier point acquis désormais.

En donnant issue au liquide céphalo-rachidien, il croyait amener la décompression des centres nerveux et modifier favorablement l'évolution de certaines maladies. Il pensait avoir trouvé une nouvelle méthode thérapeutique.

Plus tard la ponction lombaire servit comme moyen de diagnostic bactériologique.

Bientôt Ziemssen, Braun et Chipault (2) prévoient la substitution au liquide cérébro-spinal des sérums artificiels et des solutions médicamenteuses. Jaboulay (3), dans une tentative hardie, emploie la voie sous-arachnoïdienne pour faire absorber 50 centigrammes d'iodure de potassium dans 20 centimètres cubes d'eau chez un malade porteur d'une myélite syphilitique. Sicard (4) utilise la voie sous-arachnoïdienne avec l'espoir d'agir plus vite et plus efficacement dans un cas de tétanos confirmé depuis plusieurs jours et, par une série d'expériences, démontre que le liquide céphalo-rachidien s'accommode aisément de solutions médicamenteuses aseptiques. C'était un deuxième point acquis.

---

(1) *Die Lumbalpunction des hydrocephalus.* Berlin. Klin. Woch. 1891, p. 930 et 965.

(2) Chipault. — De la ponction lombo-sacrée (Académie de médecine, 6 avril 1897).

(3) Drainage de l'espace sous-arachnoïdien (*Lyon médical*, 15 mai 1898).

(4) Société de biologie, 30 avril 1898.

Les physiologistes, de leur côté, poursuivent leurs recherches sur l'action de la cocaïne. Mosso et Fr. Franck établissent l'action paralysante de la cocaïne sur les nerfs et les centres nerveux :

« Un cordon nerveux quelconque, centripète ou centrifuge..... peut être fonctionnellement sectionné dans une zone très limitée, par l'application localisée d'une dose de cocaïne variant entre 5 et 10 milligrammes suivant le volume du nerf.

La production des effets paralytiques est *progressive*. La perte d'activité du nerf cocaïné est complète et la suppression de sa conductibilité dans les deux sens équivaut à celle que produit la section ; elle ne s'étend pas au-delà de 1 ou 2 centimètres au-dessus et au dessous de la zone mise en contact avec la cocaïne, si les précautions ont été prises pour éviter la diffusion du poison paralysant.

A mesure que se produisent la résorption et l'entraînement de la dose de cocaïne qui suffisait à suspendre l'activité du nerf, on assiste à la *restitution graduelle* de l'excitabilité locale et de la conductibilité de ce nerf.

La réparation du fonctionnement nerveux supprimé par la cocaïnisation s'opère d'une façon absolue, ce qui implique le défaut d'une combinaison entre la cocaïne et le protoplasma, aussi bien que l'absence de toute altération histologique des éléments nerveux (1). »

En somme, F. Franck emploie la cocaïne pour remplacer la section des nerfs par instrument tranchant, avec l'avantage de *restitutio ad integrum* qui se fait graduellement et d'une manière complète.

---

(1) F. Fracnk. Action paralysante de la cocaïne sur les nerfs et les centres nerveux. Applications à la technique expérimentale. (*Archives de Physiologie*, 1892, p. 562.)

Cette façon d'agir appliquée à la moelle épinière sera rationnelle. La cocaïne agira non comme anesthésique général ou comme un curare sensitif (1), mais comme un bistouri qui sectionne les racines rachidiennes postérieures et suspend pendant une heure ou deux les influx nerveux qui les parcourent. C'était un troisième point.

Pour nous résumer, les différents travaux nous ont appris :

1° La ponction lombaire est facile et non dangereuse ;

2° Une solution de cocaïne, à condition d'être aseptique et à un certain degré de dilution, peut être mélangée, dans l'espace sous-arachnoïdien lombaire, au liquide céphalo-rachidien sans inconvénients au moins graves ;

3° Les physiologistes nous enseignent que la cocaïne, portée directement sur les éléments nerveux, produit une anesthésie parfaite, et ces éléments nerveux, l'anesthésie disparue, reviennent à l'état normal.

Utilisant toutes ces données antérieures, Bier songe alors à injecter la cocaïne dans le canal rachidien. L'évolution était complète. La découverte de l'analgésie générale était accomplie.

C'est en avril 1899 que Bier (2), professeur à l'Université de Greifswald, applique pour la première fois l'injection sous-arachnoïdienne lombaire à la chirurgie dans le but d'obtenir l'*immobilité des régions étendues du corps.* Avec de faibles doses de cocaïne il obtint une analgésie si parfaite qu'il put pratiquer des opérations importantes sur les os et les parties molles sans que les malades souffrent.

---

(1) Laborde, Laffont, Arloing, Baldi.

(2) Ueber Cocaïnisirung des Rückenmarks (*Deutsche Zeitschrift für Chirurgie*, 1899, t. II, p. 361).

Il se soumet, ainsi que son assistant Hildebrandt, à l'expérience et note certains effets désagréables : céphalée, vomissements, nausées, sentiments de faiblesse. Ces malaises, dans certains cas, persistant après le retour de la sensibilité, Bier fit des réserves sur l'emploi de la méthode. Ces réserves, il les formula encore au dernier Congrès allemand de chirurgie. Voici la réponse personnelle que M. le professeur Bier a bien voulu nous faire à une lettre que nous lui avons adressée en avril 1901 et dans laquelle nous lui demandions son opinion actuelle sur la question : « *En même temps que cette lettre, je vous envoie un opuscule où vous verrez qu'à mon point de vue l'anesthésie médullaire est encore dans l'enfance et ne peut être d'un usage courant. Je suis d'avis que la technique telle qu'elle est pratiquée est dangereuse, désagréable et n'est recommandable en aucune façon.* »

Seldowitch(1), de Saint-Pétersbourg, applique en octobre 1899 cette méthode avec succès dans 4 cas d'intervention chirurgicale et se déclare partisan de la méthode.

Peu après, Tuffier, dont la contribution marque une date importante dans l'histoire de la méthode, fait sa première communication à la Société de biologie (2). C'est en cherchant à calmer les douleurs dues à la compression des nerfs par un ostéo-sarcome récidivé inopérable du bassin qu'il fut amené à injecter de la cocaïne dans le liquide céphalo-rachidien : il constata la disparition des douleurs et l'analgésie des membres inférieurs. Le malade,

---

(1) Seldowitch. — Ueber Cocaïnisirung des Rückenmarks (*Centralbl. für Chir.*, 1899, t. XLI, p. 1110).

(2) Tuffier. — Analgésie chirurgicale par l'injection de cocaïne sous l'arachnoïde lombaire (Société de biologie, 11 novembre 1899 et *Presse médicale*, 15 novembre 1899, n° 91, p. 294).

qui était couché en chien de fusil avec ses membres inférieurs immobiles, put les mouvoir sans douleur et l'analgésie fut obtenue à plusieurs reprises et pour plusieurs heures. L'idée d'utiliser cette analgésie remarquable pour l'intervention chirurgicale ne pouvait échapper à Tuffier. Il pratiqua d'abord l'extirpation d'un énorme sarcome récidivé de la cuisse droite chez une femme de 40 ans avec une analgésie absolue. Il multiplia ses interventions, précisa sa technique. Et au dernier Congrès international de médecine, médecins français et étrangers se pressaient à Lariboisière pour voir opérer le maître avec la méthode nouvelle, méthode qu'il fit sienne à force d'expériences, d'études et surtout par la technique irréprochable qu'il préconise et défend avec ardeur.

De cette salle d'opérations de Lariboisière, ces spectateurs d'une heure répandirent en France et à l'étranger le nouveau procédé et, à l'heure actuelle, les documents et mémoires qui traitent de la question sont nombreux, et de leur étude il ressort clairement que l'analgésie par voie lombaire est sortie de la phase d'expérimentation. Elle est adoptée franchement par un grand nombre de chirurgiens et accoucheurs, entre autres : Tuffier, Legueu et Kendirdjy; Murphy, de Chicago; de Rouville, Doléris, Villar, de Bordeaux ; Sévereanu et Racoviceanu ; Pitesci, de Bucarest; Manega, de Palerme; Morton, de San-Francisco; Barragan, Y. Bonet, de Madrid ; Denis, d'Alger-Mustapha, etc... Bien d'autres chirurgiens et accoucheurs formulent encore de sérieuses réserves, tels Bier, Pinard, Delbet. Mais les centaines de cocaïnisations médullaires qui se pratiquent journellement prouvent surabondamment avec quelle joie les chirurgiens cherchent à se débarrasser du cauchemar du chloroforme ou de l'éther. Les résultats recueillis forment un ensemble considérable et éloquent. Tuffier, dans son plus récent article (1), présente un total de 400 opérations qu'il a exécutées d'après son procédé et 1.300 opérations pratiquées par ses élèves français ou étrangers en se conformant à la technique qu'il a établie.

M. le professeur-agrégé de Rouville a suivi le service de M. Tuffier, s'est inspiré des idées de son maître et il a eu recours, dans le service de M. le professeur Tédenat, pour environ 40 interventions, au nouveau procédé d'analgésie chirurgicale. Les résultats ont été excellents.

Relater *in extenso* les observations que nous avons recueillies en notant minute par minute tous les phénomènes sera le meilleur plaidoyer que nous puissions faire en faveur de la nouvelle méthode.

Nous étudierons ces observations, et de leur analyse minutieuse nous tirerons des conclusions qui engageront peut-être certains chirurgiens à essayer la méthode, et à l'étudier de près avant de l'adopter franchement.

---

(1) *Presse médicale*, mercredi, 24 avril 1901, pp. 189-190.

CHAPITRE IV

TECHNIQUE OPÉRATOIRE

Mais, avant de transcrire les observations, décrivons en quelques mots la technique que nous avons vue employer par M. le professeur-agrégé de Rouville dans toutes ses interventions.

La solution de chlorhydrate de cocaïne employée est à 2 p. 0/0. Elle est *stérilisée* au laboratoire de biologie appliquée de Paris, par le docteur Hallion. Elle est renfermée dans de petites ampoules de verre, fermées à la lampe et strictement stériles ; dans chacune de ces ampoules, se trouve une quantité de solution cocaïnique suffisante pour une intervention.

Les mains de l'opérateur sont *fortement aseptisées*. La *région lombaire est aseptisée* par un savonnage à la brosse et plusieurs lavages à l'alcool et l'éther. La seringue de Pravaz en usage est métallique ainsi que son piston. Elle est donc facilement *stérilisable*. Mais, par surcroît de précaution, M. de Rouville adapte l'aiguille de Tuffier à la seringue, aspire de l'alcool auquel il met le feu aussitôt qu'il pousse le piston pour chasser l'alcool. L'aiguille (1)

(1) Bier s'est toujours servi d'un trocart.

est en platine iridié, facilement stérilisable, et mesure 8 centimètres de long ; son diamètre externe est de 10 dixièmes de millimètre ; son diamètre interne de 6 dixièmes de millimètre ; sa portion piquante est taillée en biseau très court ; sa longueur lui permet d'atteindre, à coup sûr, l'espace sous-arachnoïdien, dont la distance à la peau varie beaucoup suivant l'âge, et aussi suivant l'obésité ou la musculature des sujets (de 1 à 4 centimètres chez l'enfant, de 4 à 7 chez l'adulte) ; grâce enfin à la brièveté du biseau qui la termine, le chirurgien peut être certain, lorsque, après la ponction lombaire, le liquide céphalo-rachidien s'écoule, que l'extrémité de l'aiguille plonge entière dans la cavité sous-arachnoïdienne, et que, par suite, la solution de cocaïne injectée par l'aiguille pénètrera en totalité dans cette cavité.

Tout est prêt, le malade est assis sur le rebord de la table d'opération, les jambes pendantes ; on lui dit de faire le gros dos (1) en lui faisant incliner fortement le tronc en avant ; un aide placé en face lui fournit un point d'appui solide.

L'opérateur se place derrière le malade, il remet la seringue de Pravaz contenant la solution à un aide dont les *mains sont aussi aseptisées.* Une ligne transversale réunissant les crêtes iliaques, repérées par un assistant, passe au niveau de l'apophyse épineuse de la cinquième vertèbre lombaire ; au niveau de cette ligne, on peut péné-

(1) On fait prendre cette position afin que les lames vertébrales de la colonne lombaire s'écartent au maximum. Le ligament jaune qui les unit a une hauteur d'environ 2 centimètres, et l'espace qui séparera le bord inférieur de la lame supérieure du bord supérieur de la lame sous-jacente, sera de 1 centimètre 1/2 de large.

trer dans le canal médullaire (1). On reconnaît l'apophyse de la vertèbre sus-jacente ou quatrième lombaire. L'index gauche est laissé à demeure sur cette apophyse. Le praticien placé à droite du sujet pique à droite de la colonne vertébrale, à un centimètre environ de la ligne épineuse, tout contre le bord de l'index qui repère l'apophyse, et enfonce l'aiguille, tenue entre le pouce, l'index et le médius de la main droite. Pour empêcher que l'opéré ne se redresse sous l'influence de la piqûre et n'expose aux fausses routes qui rendent impossible la pénétration de l'aiguille à travers l'espace interlamellaire rétréci, mon maître, M. le professeur agrégé de Rouville, a soin, à l'exemple de Tuffier de dire au malade : « Je vais vous piquer, vous sentirez peu de chose, ne bougez pas »; ce simple avertissement a suffi dans la majorité des cas (2).

---

(1) Quincke et Chipault conseillent de pratiquer la ponction au niveau de l'espace sacro-lombaire (5me vertèbre lombaire et première sacrée); mais Tuffier fait remarquer que cet espace est quelquefois difficile à préciser lorsque le tissu graisseux est très développé ; que cet espace est situé trop bas quand on veut agir sur l'abdomen. Cet espace est à rejeter surtout, car c'est une zone dangereuse. C'est à son niveau que les vaisseaux du filum terminale ont le plus de chance d'être lésés.

La blessure de la moelle n'est pas à craindre d'ailleurs dans toute la hauteur allant de la 2me vertèbre lombaire à la base du sacrum. L'aiguille pénètre en effet dans le cul-de-sac dural, où s'étend le vaste confluent sous-arachnoïdien, vide de moelle, mais rempli par le liquide céphalo-rachidien et les nerfs de la queue de cheval. Tuffier recommande l'espace compris entre les 4me et 5me vertèbres lombaires, à cause du repérage plus facile et pour ainsi dire mathémathique de cette région.

(2) Cadol, dans sa thèse, conseille d'anesthésier la peau au chlorure d'éthyle avant la piqûre. Ce jet anesthésique a pour incon-

L'aiguille est poussée sans violence d'arrière en avant, de dehors en dedans et de bas en haut, mais sans exagérer ces directions. Elle chemine progressivement à travers la peau, le tissu cellulaire sous-cutané, l'aponévrose lombaire, les muscles de la masse sacro-lombaire, les aponévroses d'insertion du transverse, le muscle carré des lombes. Elle pénètre dans l'espace interlamellaire, traverse le ligament jaune très résistant, et entre dans le canal rachidien. L'aiguille s'enfonce de 4 à 6 centimètres ; cette quantité varie suivant l'épaisseur musculo-cutanée de la région lombaire. Si l'aiguille a vraiment pénétré dans l'espace sous-arachnoïdien, on voit sourdre presque aussitôt, par son orifice extérieur, un liquide clair, limpide, qui sort goutte à goutte ou par saccades rythmiques: c'est le liquide céphalo-rachidien. « La sortie du liquide céphalo-rachidien est le seul signe permettant d'affirmer que l'aiguille se trouve dans la cavité ».

Ce n'est qu'après avoir constaté « l'issue du liquide céphalo-rachidien clair et limpide, que le chirurgien doit injecter la solution cocaïnée ». On adapte la seringue chargée d'un centimètre cube de la solution à l'aiguille, et l'injection est poussée lentement, de façon à être complète en une minute au moins (1). (Voir observ. I, II, III, XIV, XV, XVI, XVII, etc.). On retire ensuite l'aiguille d'un coup sec, on applique sur l'orifice de ponction une légère couche de *collodion stérilisé,* par-dessus lequel on fait un léger pansement. Immédiatement après, on place

---

vénient de durcir la peau et de nuire, par conséquent, à la facile pénétration de l'aiguille.

(1) M. de Rouville a soin de ne pas injecter la totalité de la seringue, pour éviter la pénétration de l'air.

le malade dans la position chirurgicale, et on procède à la préparation du champ opératoire.

M. de Rouville place systématiquement sur la face du malade le masque à éthérisation, afin de simuler l'anesthésie générale et remédier au grand défaut qu'on reprochait à la méthode : « Le malade assiste à toutes les péripéties de son opération ».

Le chirurgien donne le premier coup de bistouri.

OBSERVATIONS

Observation Première

V. B..., homme de 50 ans, couché au lit n° 5 de la salle Bouisson. Ce malade porte depuis six mois des ganglions tuberculeux au niveau de l'aine gauche, dont plusieurs suppurés ont donné naissance à des fistules. Rien aux poumons. Le pouls est à 75.

La ponction lombaire est faite à 9 h. 15. On injecte 1 centimètre cube de solution de chlorhydrate de cocaïne à 2 %. Les apophyses épineuses sont très peu saillantes, il est difficile de se repérer. Néanmoins le liquide céphalo-rachidien (4 gouttes) sort clair et limpide.

Le malade se cabre un peu sous la douleur de la piqûre. Durée de l'injection 70 secondes. Après avoir retiré rapidement l'aiguille, on met sur la piqûre une couche de collodion stérilisé.

9 h. 20. — Pouls 100. Sueurs sur toute la face, le malade est pâle et il a quelques nausées.

9 h. 25.— Le malade émet un gaz par l'anus. Début de l'opération. La sensibilité très émoussée persiste encore au niveau des membres inférieurs jusqu'au niveau du 1/3 supérieur des cuisses ; elle est totalement abolie au niveau de l'abdomen, et l'incision de l'aine et l'extirpation des ganglions se fait sans que le malade s'en aperçoive ; il accuse cependant très nettement la sensation de contact.

9 h. 30. — Nausées. Emission de nombreux gaz par l'anus. Sueurs abondantes. Légers vomissements alimentaires (le malade a déjeuné 2 heures avant l'intervention).

9 h. 35. — Vomissements assez fréquents, le malade se dit fatigué à force de vomir. Sueurs très abondantes ; elles se sont généralisées à toute la surface du corps.

9 h. 40. — L'analgésie a gagné tous les membres inférieurs et dépasse la ligne transversale passant par l'ombilic de deux travers de doigt. Sutures. Pouls 90.

9 h. 45. — Pansement. Sueurs excessivement abondantes. On dit au malade qu'il est opéré. Il répond : « Je n'ai rien senti. »

9 h. 50. — Le malade est reporté dans son lit, il continue à suer et il a envie de dormir. Sa température prise immédiatement est de 35°,8. Cette hypothermie s'expliquerait par les sueurs abondantes qui l'ont inondé, et ont amené un léger degré de refroidissement.

Les pupilles sont un peu dilatées ; le malade n'a point accusé de céphalalgie.

10 h. 15. — La sensibilité est reparue complètement. Pouls 72, assez bien frappé.

1 heure après-midi. — La température monte à 37°,1.

4 heures soir. — La température monte à 37°,1.

6 heures soir. — La température monte à 37°,4.

Le malade dit avoir ressenti des fourmillements le long des membres inférieurs pendant toute la journée.

Le lendemain matin, le thermomètre marque 37°,3, le pouls à 72 est bien frappé. Le malade a souffert d'un peu de mal de tête dans la nuit. A été assoupi sans pouvoir dormir. A pris du lait avec goût. Dans la soirée la température = 38°,7. Le malade est constipé; on le purge. La température devient normale et le pouls bat à 72.

Le malade mange et dort bien.

Il est pansé régulièrement. Et nous l'avons vu pendant plusieurs jours servir d'aide aux infirmiers jusqu'à ce qu'il soit sorti guéri de l'hôpital.

Observation II

B... Henri, 65 ans, couché au n° 10 de la salle Bouisson, arrivé au dernier degré de la cachexie cancéreuse (cancer de l'œsophage). Le malade ne se nourrit plus ; depuis huit jours, les liquides eux-mêmes ne passent plus. *Gastrostomie* par le procédé de Jordan.

9 h. 55. — Injection de 1 centimètre cube de la solution à 2 % de cocaïne. La piqûre faite, le liquide céphalo-rachidien sort avec difficulté, il est même un peu sanguinolent. On attend quelques instants, on voit venir les gouttes, on suppose que la tension du liquide céphalo-rachidien n'est pas assez forte. Durée de l'injection : 60 secondes. Pouls 112.

10 heures. — Le malade accuse quelques fourmillements dans les deux pieds. Pouls 88. Analgésie complète dans les membres inférieurs.

10 h. 5. — Coup de bistouri, incision partant de la dernière côte à 2 centimètres de la ligne médiane, se dirigeant de haut en bas, de droite à gauche, longue de 8 centimètres environ.

10 h. 10. — Le malade sue et se sent étouffer.

10 h. 15. — L'estomac est mis à nu Le pouls devient très petit. Le malade se plaint d'avoir soif.

10 h. 20. — Le pouls devient très petit, on ne peut pas le compter.

10 h. 25. — Léger refroidissement. Piqûre d'éther. Le malade dit toujours étouffer, ce qui est d'ailleurs son état normal.

10 h. 30. — Pouls 84, intermittent et petit.

10 h. 35. — Idem. Le malade demande de l'air, sa dyspnée provenant surtout en effet de la position horizontale.

10 h. 40. — Pouls 88, très faible. Le malade se plaint d'avoir froid.

10 h. 45. — Pouls 88, mais plus frappé. On coud une partie de la paroi.

10 h. 50. — Avec le ténotome on ouvre l'estomac et on l'abouche à la paroi. On place une sonde de Nélaton.

10 h. 55. — Pouls 80.

11 heures. — Le malade dit être fatigué et sent la piqûre de l'aiguille.

11 h. 05. — Les piqûres deviennent douloureuses. Pouls 80.

11 h. 10. — Pansement. Le malade se plaint d'avoir froid.

Pendant toute la durée de l'opération, ni nausées, ni vomissements, ni mal de tête.

Le lendemain, la dyspnée devient angoissante. Hypothermie T. 35°. Pouls 100, petit et quelques intermittences. Aucun mal de tête.

Le surlendemain, le malade meurt par asphyxie.

Autopsie. — Nous négligeons tout ce qui est néoplasie et qui ne nous intéresse point. Avec l'aide de M. Bousquet, interne, nous arrivons, après un travail laborieux, fatigant et minutieux, à mettre à nu toute la moelle lombaire à partir de la dernière dorsale au sacrum ; nous réséquons soigneusement cette portion et nous la remettons à M. le professeur Bosc, qui l'étudie et nous en remet le résultat.

Examen microscopique. — La coupe porte sur la partie terminale de la moelle (*conus medullaris*).

On constate d'une façon générale un processus d'inflammation chronique caractérisé par l'épaississement du tissu conjonctif, par une dilatation des vaisseaux périphériques avec périartérite, par l'atrophie de nombreuses cellules ganglionnaires en dégénérescence pigmentaire à tous les stades et pouvant aboutir à la disparition totale de l'élément cellulaire, et enfin par l'infiltration pigmentaire du tissu conjonctif des cellules endothéliales.

Mais il existe en outre des phénomènes d'inflammation aiguë qui se marquent par l'existence de vaisseaux gorgés de sang et renfermant de nombreux leucocytes ; par la dilatation des espaces conjonctifs dont l'endothélium est devenu volumineux et qui sont gorgés de globules blancs parfois uniquement polynucléés, parfois composés de grands mononucléés et de lymphocites ; par la dégénérescence vacuolaire de cellules ganglionnaires qui deviennent volumineuses avec un noyau vésiculeux. Le noyau finit par disparaître et le protoplasme gonflé et diffluent sur les bords se désagrège, le processus aboutissant à la destruction totale de la cellule. Dans les espaces laissés vides par les cellules ganglionnaires, on trouve un réticulum fibrineux enfermant plusieurs ou de très nombreux leucocytes.

Il existe donc un processus inflammatoire ancien ayant abouti à la sclérose et à l'atrophie des cellules ganglionnaires et une inflammation aiguë ou subaiguë fibrinoleucocytique avec destruction vacuolaire des cellules nerveuses. Ce dernier processus, étant donné l'abondance et les caractères de la leucocytose, peut être mis au compte des troubles provoqués par un cancer ulcéré de l'œsophage à sa dernière période avec infection secondaire.

Observation III

Auguste A..., 33 ans, gardien de la paix, homme robuste et bien bâti, atteint de *fistule à l'anus ;* couché au lit n° 9 de la salle Delpech, dans le service de M. le professeur-agrégé Imbert, qui prie M. de Rouville de venir pratiquer la ponction lombaire.

Assistants : MM. Gilis et Morer.

10 h. 40. — Pouls, 75. Après avoir aseptisé la région lombaire,on enfonce l'aiguille entre la 4e et la 5e vertèbre lombaires.Le liquide céphalo-rachidien jaillit limpide et goutte à goutte. On injecte, d'une façon lente et progressive, un centimètre cube de la solution cocaïnée à 2 p. 0/0. L'injection est terminée après 65 secondes, l'aiguille est retirée rapidement. On obture la piqûre avec une couche de collodion stérilisé, on fait un léger pansement et le malade qui était assis sur le bord de la table d'opération se met en position pour être opéré.

10 h. 45. — Pouls 130.

10 h. 50. — Pouls 144. On fend la fistule. Etat nauséeux.

10 h. 55. — Fin de l'opération. L'analgésie a été parfaite ; le malade n'a fait que causer avec les assistants. Il est transporté dans son lit.

11 h. — Pouls 130.

11 h. 5. — Pouls 128. Le malade éprouve une sensation de froid dans les membres inférieurs, qui sont le siège d'un léger tremblement.

11 h. 10. — Pouls 136. Envie de vomir ; quelques fourmillements dans les jambes, quelques frissons, sueurs au niveau de la face.

11 h. 15. — Pouls 116. Le malade n'a plus de nausées.

11 h. 20. — Pouls 108. L'analgésie persiste encore jusqu'à un travers de doigt au-dessus de la ligne horizontale passant par l'ombilic.

11 h. 25. — Pouls 104.

Dans l'après-midi, quelques trépidations dans les membres inférieurs. Le malade ne sent la chaleur de la bouillotte qu'on lui a mise aux pieds que 3 heures après la piqûre de cocaïne.

La nuit suivante, un peu de migraine ; le malade s'endort après minuit. L'appétit a été bon.

Le lendemain, le malade est aussi bien que possible ; pas de céphalalgie. Pouls et température normaux.

Le malade est sorti guéri. Nous avons eu l'occasion de le voir souvent en ville, dans l'exercice de ses fonctions. Il a belle mine et belle prestance.

Observation IV

20 mars 1901. — Marie-O. C..., de Montpellier, couchée à la salle Desault, lit n° 4. Femme de 43 ans, journalière, atteinte d'hémorroïdes et de fissures à l'anus. On va pratiquer la dilatation de l'anus.

9 h. 15. — Pouls 72.

9 h. 31. — On fait la ponction lombaire. Le liquide céphalo-rachidien sort goutte à goutte. On injecte 3/4 de centimètre cube de la solution cocaïnée à 2 °/₀. La durée de l'injection est de 45 secondes.

9 h. 40. — Pouls 72. L'analgésie est complète.

Pendant la dilatation du sphincter elle ne sent rien et répond aux questions qu'on lui pose.

9 h. 45. — Pouls 100. La dilatation est terminée. On touche au thermocautère, après l'extirpation des hémorroïdes ; la malade croit qu'on la pique. Les pupilles ne réagissent pas à la lumière. L'estomac lui pèse. Se plaint de quelque chose qu'elle ne peut préciser.

9 h. 50.— Pouls 76. L'estomac lui pèse ; « il y a quelque chose qui monte et m'étouffe, » dit-elle. Céphalée. Se plaint continuellement d'étouffements, en somme de choses vagues.

9 h. 55. — Quelques nausées; ces nausées se présentent donc dans ce cas plus tard que d'ordinaire. Pouls 90.

9 h. 58. — Opération terminée. La malade se sent fatiguée. Nausées. Céphalée.

Pendant le pansement elle se soulève toute seule. Elle a de grandes envies de rendre.

10 heures. — La malade fait de grands efforts, mais elle ne rend que de la salive. On la pince très fortement, mais ne réagit pas. Des sueurs par tout le corps.

10 h. 2. — On la porte dans son lit. Pouls 68. Elle a les jambes froides, de la lourdeur d'estomac, peu de sueurs, de la céphalée.

10 h. 5. — La malade demande à boire de l'eau sucrée avec du rhum. Se rend compte qu'on la pique ou qu'on la pince, mais ne souffre pas, la sensibilité est très émoussée. Elle raconte que pendant toute la durée de l'opération elle a senti la jambe gauche plus engourdie que la droite. Elle continue à se plaindre d'avoir l'estomac embarrassé, il lui semble que si elle rendait elle se trouverait mieux.

10 h. 10. — La jambe droite est un peu plus sensible, elle sent les jambes engourdies, mais surtout la gauche.

10 h. 55. — Pouls 56. Se sent un peu mieux, quoique les jambes encore engourdies.

11 h. 5. — A envie de dormir.

11 h. 30. — La sensibilité est revenue complètement.

21 mars. — La malade se plaint d'avoir eu continuellement mal à la tête, de la lourdeur d'estomac pendant toute la nuit. Elle a eu beaucoup soif et n'a point dormi. T. 36°9 matin, 36°7 la veille au soir.

L'engourdissement qui a persisté toute la nuit d'hier a disparu complètement maintenant. Elle se plaint aussi d'avoir beaucoup souffert de la piqûre, qui l'a empêchée de faire n'importe quel mouvement. Ce matin elle en souffre encore un peu. Pouls 76. La céphalalgie est générale, sans pouvoir être localisée. Température du soir, 37°4.

22 mars. — A un peu dormi. Le mal de tête est moins grand. Estomac débarrassé complètement. Température et pouls normaux. Ne prend que du lait, préfère ne pas manger, croyant ne pas pouvoir digérer, car elle a peu d'appétit.

23. — Pouls et température normaux. Elle n'a pu ni boire son lait ni dormir ; s'est sentie engourdie. A vomi très peu vers 4 heures du matin, ce qui l'a soulagée. Se plaint de se sentir l'estomac chargé.

24-25-26. — La malade va bien. Pouls et température normaux. La malade geint et se plaint de la tête; après informations, nous apprenons que c'est une nerveuse, qu'elle a l'habitude de se plaindre. Elle quitte l'hôpital guérie.

Observation V

M... Adolphe, âgé de 38 ans, ferblantier, couché au n° 1 de la salle Bouisson. C'est un malade du service de M. le professeur-agrégé Raymond, qui l'a fait passer en chirurgie. Il est atteint de gangrène symétrique des deux membres inférieurs par artérite aiguë. On décide l'amputation des deux membres à quelques jours d'intervalle.

15 mars 1901. — Amputation du membre inférieur gauche au niveau du tiers moyen de la cuisse (lambeau antérieur).

Le malade présente, le jour de l'intervention, un état général grave ; les phénomènes de résorption purulente sont des plus nets ; l'infection est généralisée. Température 37°3. Pouls au moment de l'intervention : 120.

9 h. 20. — Injection lombaire de 1 centimètre cube de la solution de cocaïne à 2 p. 0[0. Durée de l'injection 45 secondes. On simule l'anesthésie générale en recouvrant avec le masque à éthérisation la face du malade.

9 h. 25. — Pouls 132. Sueurs. Le malade dit avoir sommeil.

9 h. 28. — Début de l'opération. Nausées ; sueurs abondantes.

9 h. 30. — Pouls 112. L'analgésie est parfaite.

L'opération traîne un peu, vu le mauvais état de la scie qui à peine veut mordre l'os.

9 h. 35. — Le malade a chaud. Pouls 112. L'amputation est faite. L'artère est thrombosée, le caillot explique la gangrène. Sueurs abondantes.

Durant toute l'opération, les pupilles sont normales.

9 h. 40. — On enlève la bande d'Esmarch. Pas d'artères qui saignent.

9 h. 45. — Pouls 112. Suture des lambeaux. Sensation de contact produite par la piqûre. On place un drain.

9 h. 50. — Pouls 110. Sueurs abondantes. On fait la toilette des lambeaux, le malade ne sent rien.

9 h. 55. — Pansement. Pouls 112. Le malade demande si on va bientôt l'opérer, car il ne peut pas s'endormir. On lui dit qu'on n'a

pas encore commencé. Il répond : « Je crains que cela me fasse mal ». Il est transporté dans son lit.

10 h. 30. — Le malade ne se plaint de rien. Pouls 112. La sensibilité est complètement revenue.

16 mars. — Le malade a très bien passé la journée et la nuit d'hier. T. 38°8 le matin, 38°5 soir. Pouls 132. Pas de douleurs de tête. Des sueurs dans la nuit, mais chez lui c'est habituel.

17. — T. 39° matin ; 39°5 soir. Pouls 132.

18. — T. 38°3 matin ; 38°9 soir. Pouls 136.

Observation VI *(Même malade)*

19 mars. — T. 37°5. Amputation de la jambe droite au niveau du tiers moyen de la cuisse (lambeau antérieur).

9 heures. — Pouls 130.

9 h. 12. — Injection de 1 centimètre cube de la solution à 2 p. 0[0. Le liquide céphalo-rachidien coule en jet aussitôt la piqûre faite. Durée de l'injection 35 secondes. Le malade est si faible qu'on commence l'opération avant que l'analgésie soit parfaite.

9 h. 19. — Pouls 136. Début de l'opération. Se plaint un peu et d'autant plus qu'on opère plus profondément. Des fusées de pus sortent de tous les côtés.

9 h. 25. — On scie l'os. Le malade ne se plaint plus. Il semble affaissé. On voit un gros caillot qui remonte dans la veine fémorale. Nausées. Sueurs. Pouls 100.

9 h. 28. — On enlève la bande d'Esmarch. On fait les ligatures.

9 h. 30. — Le malade se plaint à la suture des lambeaux ; il dit que l'estomac lui manque. Nausées. Demande à boire du lait, car il a la bouche sèche.

9 h. 34. — On place une mèche de gaze ; pansement après lavage au lysol. Le malade fait de grands efforts pour rendre.

9 h. 35. — Pouls 100. On le transporte dans son lit.

9 h. 55. — Sensibilité normale. Injections de sérum. Toute l'après-midi il est agité et présente du délire. T. 38°7 soir.

20 mars. — T. 38° matin. Pouls 116. N'a pas dormi jusqu'à 5 heures du matin. A neuf heures du matin nous le trouvons fumant

une cigarette. A la visite, à 10 h. 15, il fait un bon sommeil. A cinq heures du soir il se sent bien. Il a les jambes lourdes. Il répond et raisonne. Pouls 120. Il se nourrit bien. Il n'a pas uriné beaucoup. On lui a fait du sérum. On prescrit du sérum pour le matin.

21 mars. — N'a pas bien dormi dans la nuit. T. 37°9 matin. 38° soir. Ne mange pas. Pouls 132.

22 mars. — Froid. Sueurs. Délire. T. 37 degrés ; Pouls 128. La famille désire le prendre, et à 3 heures de l'après-midi il part pour chez lui, à Fabrègues.

28. — Le malade rentre dans le service ; T. 38°. Il est pansé ; les plaies sont en bon état.

29. — T. 36°8. Pouls 120 plein.

Le malade est pansé régulièrement. Ses moignons sont en voie de cicatrisation. Il a bon appétit. L'état général devient sensiblement meilleur. Nous le trouvons souvent soit en train de fumer une cigarette, soit faisant un bon sommeil. Il délire de temps en temps. Mais le pouls est bon et bat à 100 et la température oscille entre 37 et 38 degrés.

Observation VII

Homme de 40 ans, couché au lit n° 27 de la salle Bouisson. On diagnostique une suppuration haute du rectum. Le malade a déjà été opéré une fois pour une fistule à l'anus.

On injecte un demi-centimètre cube de la solution cocaïnée à 2 0/0.

Dilatation digitale de l'anus. Dissection de la muqueuse. On ne trouve point de fistule. On panse à la gaze iodoformée. Le malade n'accuse aucune douleur au moment de la dilatation, mais se plaint pendant le pansement : la dose injectée étant manifestement insuffisante, la moitié de la dose ayant fusé au-dessus du piston au moment de l'injection.

Ce malade n'a présenté ni nausées, ni sueurs, ni céphalée. Le pouls a toujours été normal.

Les suites opératoires ont été excellentes.

Observation VIII

Homme, 31 ans, marchand de nouveautés, couché au lit n° 8 de la salle Barthez. Il est atteint de tuberculose épididymaire et testiculaire droite présentant plusieurs fistules scrotales.

9 h. — Pouls, 80. La piqûre est difficile à faire, vu l'imbrication de ses lames vertébrales. L'aiguille se tord quelque peu, un caillot de sang bouche la lumière de l'aiguille et on ne peut point pousser l'injection. On retire l'aiguille et on la débouche. A la troisième piqûre on réussit mais on voit sortir un liquide sanguinolent qu'on voit s'éclaircir peu à peu et quand il devient limpide et transparent on pousse dans l'espace de 50 secondes, un centimètre cube de solution cocaïnée à 2 0/0.

9 h. 5. — Pouls, 84. Le malade sent des crampes dans les membres inférieurs et il se met à vomir un liquide verdâtre et cela d'une façon assez abondante. Il n'accuse point de céphalée, mais une pesanteur à la tête. Pâleur caractéristique.

9 h. 8. — Début de l'opération ; pouls 70 ; plus plein ; sueurs abondantes, qui persistent pendant toute l'opération.

9 h. 10. — Vomissements. Le malade oppressé se sent soulagé aussitôt qu'il a fini de vomir.

9 h. 20. — Ligature du cordon dans le canal inguinal, extirpation totale du testicule et de l'épididyme malade sans ouvrir aucun foyer purulent. A ce moment, le malade qui a conservé toute sa lucidité et qui cause avec les assistants, dit qu'on l'arrache et qu'il sent comme une sorte de brûlure dans les bourses. Il se plaint en même temps de crampes dans les membres inférieurs, de fourmillements aux mains, surtout dans le petit doigt.

9 h. 30. — Sutures aux crins de Florence. Pansement. Le malade est transporté dans son lit. Il dit être très content de se voir débarrassé de son infirmité et qu'il n'a rien senti.

9 h. 50. — Pouls normal. La sensibilité est revenue de haut en bas.

Suites opératoires : rien à signaler, ni nausées, ni céphalée, ni hyperthermie. Le malade a quitté l'hôpital guéri.

Observation IX

Homme de 25 ans, charretier, couché au lit n° 7 de la salle Bouisson, porteur d'une hernie inguinale gauche.

Le malade a déjà été opéré du côté droit pour hernie étranglée.

9 heures. — Pouls 70. Injection de un centimètre cube de la solution cocaïnée à 2 °/₀. Le mauvais fonctionnement de la seringue fait qu'on n'en injecte que 3/4 de centimètre cube.

On prépare le champ opératoire.

9 h. 5. — Pouls 92. Le malade se plaint de céphalée, de nausée, il a quelques vomissements.

9 h. 10. — Début de l'opération. On met le masque à éthérisation sur la face pour simuler l'anesthésie générale. Incision de la peau et ouverture du sac ; on tombe sur une énorme masse épiploïque qu'on enlève après un travail laborieux.

9 h. 30. — Pouls 80.

9 h. 45. — Pouls 80. Dissection du sac ; le malade accuse une légère douleur.

9 h. 55. — Pansement. Au moment où on le transporte dans son lit, le malade est animé de tremblements du membre inférieur gauche, tremblements qui s'arrêtent dès que le malade est couché.

Le pouls est normal, régulier, un peu petit. La sensibilité est totalement revenue.

Pas d'hyperthermie, pas de céphalée.

Suites opératoires excellentes.

Observation X

Homme de 31 ans, couché au n° 19 de la salle Bouisson. Porteur d'ulcères variqueux du membre inférieur droit, existant depuis dix ans, survenus immédiatement après une fracture malléolaire de la jambe mal consolidée. Dissociation du sciatique.

8 h. 50. — Pouls 75. Injection de un centimètre cube de la solution à 2 °/₀.

8 h. 55. — Insensibilité complète. Pouls 120. Début de l'opération. Incision de 12 centimètres au niveau du grand fessier. Mise à nu du sciatique.

9 h. 5. — Céphalée violente, vomissements abondants. Transpiration profuse.

9 h. 10. — Pouls 110. La céphalée diminue. Plus de nausées.

9 h. 15. — On est à la fin de l'opération, on dit au malade qu'on va bientôt commencer à l'opérer. Il répond : « Oh ! je sais qu'il y a déjà un moment qu'on travaille, mais je ne souffre pas du tout, je sens seulement comme si on me touchait ou me grattait ».

9 h. 20. — Pouls 100. Nausées. Suture aux crins de Florence. Curettage des ulcères.

9 h. 25. — Pansement. Le malade se sent très bien, et quand il est emporté dans son lit il peut même se tenir assis sur le brancard. Le pouls, qui était petit, devient régulier et bien frappé.

9 h. 40. — Pouls 80. La sensibilité est revenue en allant des parties supérieures vers les parties inférieures. Pas d'hyperthermie. Pas de céphalée.

Suites opératoires excellentes.

Observation XI

B..., Antonin, homme de 56 ans, couché au lit n° 22, de la salle Bouisson, atteint de mal perforant plantaire gauche. — Dissociation du nerf sciatique.

Au moment où l'on enfonce l'aiguille, le malade donne un coup de rein violent qui produit une légère torsion de l'aiguille. On voit sortir un liquide légèrement sanguinolent qui s'éclaircit peu à peu ; on voit en effet le liquide céphalo-rachidien sortir clair et limpide. On injecte un centimètre cube de la solution cocaïnée à 2 p. 100.

La durée de l'injection est de 50 secondes.

Le malade est couché sur le ventre. Dans la région fessière on fait une incision de 20 centimètres sur le trajet du sciatique entre le grand trochanter et l'ischion. Au-dessous du bord inférieur du grand fessier, le nerf sciatique se présente à la vue ; on le charge avec un écarteur de Farabeuf, on ouvre la gaîne et avec le bistouri on coupe légèrement le tissu conjonctif unissant les diverses fibres nerveuses. Avec une sonde cannelée on dissocie, sur une longueur de 5 à 6 centimètres, chaque fibre nerveuse. L'élongation est produite pendant la dissociation fasciculaire. On remet le nerf sciatique dans sa loge musculaire, on suture aux crins de Florence et on place un bout de mèche de gaze pour faire du drainage.

Au pied gauche, on voit à la face plantaire un mal perforant situé au milieu du gros orteil ; il est petit et récemment ulcéré; un autre, qui forme un ulcère gros comme une pièce de vingt sous, est situé à deux travers de doigt en arrière de l'extrémité antérieure des métacarpiens au milieu de la plante du pied.

On fait une excision circulaire des bords indurés ; avec la curette tranchante on racle et on enlève les fragments d'os nécrosés. On fait le pansement.

Les deux opérations ont duré 45 minutes.

Le malade n'a accusé aucune des manifestations notées dans les précédentes observations. Pas de nausées, de céphalée, de sueurs, etc. Cependant l'analgésie a été parfaite. On a simulé l'anesthésie générale comme d'habitude. L'opération était finie que le malade disait : « Puisque je ne peux pas m'endormir aujourd'hui, vous m'opérerez demain ».

Une heure et quart après l'injection, la sensibilité était revenue. Le pouls est régulier et normal et a toujours gardé ce caractèr

On n'a noté ni hyperthermie, ni céphalée dans les jours qui ont suivi.

Les suites opératoires ont été excellentes.

Observation XII

L..., Joseph, âgé de 39 ans, garçon de café, couché au n° 29 de la salle Bouisson. Il est artério-scléreux et présente un mal perforant avec gangrène du pied gauche. On décide la désarticulation tibio-tarsienne par le procédé de Syme.

Le pouls est à 80, petit, et demeure tel pendant toute la durée de l'opération.

On injecte un centimètre cube de la solution cocaïnée à 2 p. 100.

Cinq minutes après, l'analgésie est parfaite. Nausées, céphalée, sensation de froid, engourdissement des mains.

L'opération dure trente minutes sans que le malade éprouve la moindre douleur.

En enlevant la bande d'Esmarch, on voit la tibiale antérieure battre, mais ne donnant pas de sang.

Le malade transporté dans son lit n'a plus ni nausées, ni céphalée. Une heure après l'injection la sensibilité est revenue.

Suites opératoires excellentes. Pas d'hyperthermie.

Observation XIII

Femme, 49 ans, couchée au lit n° 6 de la salle Desault. Présente une éventration sus et sous-ombilicale ; parois très flasques, à la suite de très nombreuses grossesses. Femme à intelligence très bornée.

On injecte, comme d'habitude, 1 centimètre cube de la solution de cocaïne à 2 p. 0/0.

Cinq minutes après l'injection, la malade a de fortes nausées; cet état nauséeux, très pénible, dure pendant toute l'opération et fatigue beaucoup la malade, qui gémit tout le temps. Céphalée. Pas de sueurs.

Incision de la paroi de 20 centimètres, dépassant l'ombilic de 5 à 6 centimètres, et, cependant, la malade n'accuse aucune douleur.

On ouvre le ventre, on tombe sur une énorme masse épiploïque adhérente aux intestins, on refoule le tout dans le ventre, on fait un triple plan de sutures et la paroi est rendue solide. A l'ouverture de l'abdomen, la malade est mise en position de Trendelenbourg. On essaye de voir par des piqûres faites à différents niveaux si la sensibilité est abolie ou atténuée dans la partie supérieure du corps ; mais, vu l'état psychique de la malade, on ne peut avoir aucun renseignement précis.

L'opération dure 45 minutes.

Le pouls, déjà petit au début de l'opération et battant 60 à la minute, devient de plus en plus petit et à peine perceptible. A la fin de l'opération, le pouls s'accuse et bat 84. La pupille a été un peu dilatée.

Suites opératoires. — Pas d'hyperthermie, de céphalée, pouls normal. La malade quitte l'hôpital avec une paroi solide.

Observation XIV

J. S..., homme, 65 ans, couché au lit n° 12 de la salle Bouisson. Victime d'un accident de tramway à la suite duquel il a une fracture de la crète iliaque droite et un hématome volumineux de la partie supéro-externe de la cuisse. C'est un artério-scléreux avec un pouls irrégulier et intermittent, battant 84 à la minute. La pupille est contractée. La sensibilité est très émoussée.

9 heures. — On fait la ponction lombaire et, après quelques instants d'attente, le liquide céphalo-rachidien coule et on injecte 1 centimètre cube de la solution cocaïnée à 2 p. 0/0 ; durée de l'injection, 70 secondes.

9 h. 5. — Pouls 80.

9 h. 10. — On mobilise les fragments de la crète iliaque sans aucune douleur. « L'estomac me fait mal, je languis de manger », nous dit le malade.

9 h. 15. — Début de l'opération. Pouls 104. Nausées. Un peu de dilatation pupillaire. Légère pâleur.

9 h. 20. — Pouls 100. Quelques sueurs. La pupille se retrécit. Emission de gaz par l'anus.

9 h. 22. — Pouls 96. Le malade se trouve bien. Il dit : « Vous êtes bien brave, Monsieur de Rouville, mais j'ai envie de manger ».

9 h. 25. — Pansement. Pouls 90.

9 h. 30. — Nausées. Emission de gaz par l'anus. Pouls 80. Une épingle promenée sur tout le corps n'est sensible que vers le mamelon.

9 h. 40. — Pouls 72. Plein et bien frappé.

10 h. 10. — Pouls 72. La sensibilité est revenue dans les membres

inférieurs. Le malade a bu du lait, et nous dit que l'opération l'a remonté.

Dans la journée, le malade n'a accusé aucune sensation spéciale. Pas de céphalée ni d'hyperthermie. Suites opératoires excellentes.

Observation XV

P. B..., homme, 22 ans, couché au n° 2 de la salle Bouisson, a été pris dans un éboulement à la suite duquel il a une fracture du 1/3 supérieur de la cuisse gauche avec un gros abcès à la face externe. Son pouls bat à 90.

9 h. 37. — Ponction et injection de 1 centimètre cube de cocaïne avec la solution à 2 o/o. Durée de l'injection : 75 secondes.

9 h. 45. — Pouls 140. On lui remue le membre inférieur fracturé sans accuser la moindre douleur.

9 h. 48. — Incision de l'abcès ; le malade croit qu'on lui force la jambe.

9 h. 50. — Pouls 132. On place un gros drain.

9 h. 55. — Pouls 120. Pansement.

Ce malade, durant l'intervention, n'a présenté ni nausées, ni sueurs, ni céphalée.

10 h. 20. — Pouls 120, T. 38° 3. Le malade a bu du lait. L'insensibilité, qui était remontée jusqu'aux mamelons, a disparu complètement.

Dans la journée, le malade accuse des fourmillements dans les membres inférieurs. Légère céphalalgie la nuit suivante, qui disparaît le lendemain matin.

La marche de la température a été la suivante :

1 h. après midi, 38° 9 ; le soir, 39° 4. Le lendemain, le thermomètre marque aussi 38° le matin et 39° 4 le soir. Le malade, qui n'a pas été purgé avant l'opération, est très constipé ; on lui donne deux verres d'eau de Sedlitz. Sa température redevient normale et ne remonte plus les jours suivants.

Aucun incident à signaler.

Observation XVI

F... J., homme, âgé de 70 ans, porteur d'un enchondrome au pied droit.

9 h. 40. — Pouls 90. Ponction lombaire et injection de 1 centimètre cube de cocaïne. Durée de l'injection : 65 secondes.

9 h. 50. — Pouls 90.

9 h. 53. — Analgésie.

9 h. 55. — Opération. Elle se fait sans que le malade accuse la moindre douleur ; cependant, si on lui pince la cuisse, le malade le sent. Il est à remarquer que dans ce cas l'analgésie ne s'est produite que 13 minutes après la ponction. Pas de sueurs ; en somme rien d'anormal.

10 h. 10. — Pansement. Le malade est transporté dans son lit.

10 h. 30. — Pouls 72, plein et bien frappé. Le malade mange sa soupe, dit qu'il a faim et mangerait encore. Il est assis sur son lit et se trouve fort bien. La sensibilité est revenue.

11 heures. — Nous revenons dans la salle et nous trouvons le malade assis et en train d'écrire à sa femme. Pouls 70.

La journée s'est passée sans incident.

La température s'est maintenue aux environs de 36°. Pas de céphalée dans la nuit, le malade a bien dormi.

Le malade a quitté l'hôpital guéri.

Observation XVII

P. S..., homme, âgé de 34 ans, couché au n° 12 de la salle Bouisson, présentant une cowpérite et paracowpérite gauche au cours d'une blennorragie aiguë. C'est un alcoolique avéré.

10 h. 10. — Pouls 92. Ponction lombaire. Le liquide céphalo-rachidien sort sous une forte tension ; on injecte pendant l'espace de 70 secondes 1 centimètre cube de la solution cocaïnée à 2 °/₀.

10 h. 17. — Abolition du réflexe plantaire.

10 h. 20. — Opération. Le malade très nerveux tremble beaucoup pendant l'opération.

10 h. 25. — Pouls 92. Malaise épigastrique. Tremblement général. Pupille normale. Pas de sueurs.

10 h. 30. — Nausées. Larmoiement. Le malade est dans son lit. Il a des mouvements convulsifs dans tout le corps.

10 h. 50. — Pouls 70.

10 h. 55. — La sensibilité est revenue. Le malade est très excité. Il demande à être opéré.

La marche de la température a été la suivante :

11 h. matin, 36°.

1 h. après midi, 36° 3.

4 h. — 36° 8.

Dans la nuit, un peu de céphalée ; le malade a cependant dormi. Il a senti ses jambes engourdies.

Le lendemain, le thermomètre marque 36° 5, le pouls est à 60. Le malade a de l'appétit. Il mange et dort bien.

Observation XVIII

Homme de 53 ans, couché au n° 33 de la salle Delpech, dans le service de M. le professeur Forgue. Il présente une hernie inguinale droite, avec hydrocèle enkysté au devant du sac herniaire. Le malade étant bronchitique et cardiaque, M. le professeur Forgue se décide à essayer chez lui le procédé d'analgésie par la cocaïne. En conséquence, il prie M. de Rouville de venir pratiquer l'injection sous-arachnoïdienne.

D'emblée, l'aiguille pénètre dans l'espace interlamellaire, et on voit sortir le liquide céphalo-rachidien goutte à goutte. On injecte 1 centimètre cube de la solution cocaïnée à 2 0/0. La durée de l'injection est de 65 secondes.

10 minutes après, l'analgésie est parfaite, et on commence l'opération.

Le malade sent ses jambes s'engourdir ; il est un peu oppressé, devient pâle et a des sueurs abondantes. Quelques nausées.

Incision de la peau, sortie en jet du liquide de l'hydrocèle ; sac atypique, castration, fermeture de la paroi, suture au crin de Florence. Le malade sent qu'on lui tire quelque chose, mais n'accuse aucune douleur.

Le pouls, petit et rapide au début, devient lent et régulier. Le malade n'est plus oppressé et sa figure est normale.

La durée de l'intervention a été de 45 minutes. On transporte le malade dans son lit. Une heure précise à partir du moment où la ponction a été faite, la sensibilité revient de haut en bas.

Le malade n'a présenté ni hyperthermie, ni céphalée.

Il est mort, trois semaines après l'intervention, de complications pulmonaires (broncho-pneumonie).

M. Forgue trouve la méthode très avantageuse ; il n'y est pas systématiquement opposé et se promet de l'étudier.

Si nous récapitulons, nous trouvons :

1. Ablation des ganglions tuberculeux de l'aine ;
2. Gastrostomie ;
3. Fistule à l'anus ;
4. Dilatation de l'anus ;
5. Amputation du membre inférieur au niveau du 1/3 supérieur de la cuisse ;
6. *Idem ;*
7. Suppuration haute du rectum ;
8. Tuberculose épididymaire et testiculaire droite ;
9. Hernie inguinale gauche ;
10. Dissociation du nerf sciatique pour ulcères variqueux du membre inférieur ;
11. Dissociation du nerf sciatique pour mal perforant plantaire ;
12. Désarticulation tibio-tarsienne par le procédé de Syme ;
13. Eventration sus et sous-ombilicale ;
14. Fracture de la crête iliaque et hématome volumineux à la partie supéro-externe de la cuisse ;
15. Fracture du 1/3 supérieur de la cuisse gauche et gros abcès à la face externe ;
16. Enchondrome des orteils du pied droit ;
17. Cowpérite et para-cowpérite gauche au cours d'une blennorragie aiguë.

18. Hernie inguinale droite avec hydrocèle enkysté au devant du sac herniaire.

A ces 18 observations nous devons en ajouter 18 autres qui ont été déjà publiées dans le n° 35 du *Montpellier Médical* de l'année 1900 par M. le professeur agrégé de Rouville.

Ces 18 observations se rapportent aux faits suivants :

19. Hernie ombilicale, volumineuse, irréductible et douloureuse ;
20. Hernie inguinale droite, irréductible ;
21. Hernie inguinale droite et au niveau de l'aine gauche, adénopathie volumineuse, probablement bacillaire ;
22. Fistule à l'anus ;
23. Fistules bacillaires au niveau des branches descendantes du pubis ;
24. Coxalgie suppurée à évolution tardive, trajets fistuleux multiples venant s'ouvrir sur les faces antérieure, externe et interne de la cuisse ;
25. Arthrite plastique de l'articulation tibio-tarsienne droite ; pied en valgus prononcé ;
26. Epithélioma de l'utérus inopérable ;
27. Grosse collection suppurée au niveau des annexes droites et remontant à deux travers de doigt au-dessus de l'arcade de Fallope ;
28. Crises douloureuses chez une femme à qui on a pratiqué la taille vésico-vaginale pour cystite bacillaire ;
29. Tuméfaction inflammatoire chronique du ligament rotulien ;
30. Polype utérin donnant lieu à de très fortes métrorrhagies ;
31. Dilatation de l'anus pour fissure d'origine hémorroïdaire ;
32. Fistules osseuses bacillaires à la face interne du cou-de-pied gauche ;
33. Hernie inguinale droite, volumineuse, irréductible ;
34. Hydrocèle vaginale gauche volumineuse ;
35. Epithélioma de l'anus remontant dans le canal anal jusqu'à la naissance du rectum ;
36. Tuberculose épididymaire gauche.

CHAPITRE V

ETUDE CRITIQUE DES OBSERVATIONS

Voilà donc 36 interventions pour lesquelles on a eu recours à l'analgésie intra-rachidienne.

Dans ces 36 cas, il entre 27 hommes et 9 femmes. Le plus jeune des opérés hommes a 22 ans, le plus âgé 70 ; la plus jeune des femmes a 26 ans, la plus âgée 64.

Ce sont tous des adultes. Nous trouvons : 7 de 20 à 30 ans, 11 de 30 à 40 ans, 9 de 40 à 50 ans, 5 de 50 à 60 ans, 4 de 60 à 70 ans. C'est dire que ce procédé d'analgésie a porté sur des hommes et des femmes de tout âge.

Dans la grande majorité des cas, la dose injectée a été de 1 centimètre cube de la solution de chlorhydrate de cocaïne à 2 0/0. Deux fois elle a été de 3/4 cent. cube (voir Obs. IV et IX) ; une fois d'un 1/2 cent. cube (voir Obs. VII) ; cinq fois elle a été d'un centimètre cube 1/2 mais d'une solution à 1 0/0.

Il est arrivé parfois que l'aiguille venait buter contre un plan résistant (lame vertébrale); alors nous avons vu retirer un peu l'aiguille, abaisser la main de façon à porter la pointe plus en haut et ainsi passer facilement.

D'autres difficultés se sont encore rencontrées :

Dans un cas (Obs. VIII), l'imbrication des lames vertébrales était telle qu'il a fallu revenir à trois reprises avant de passer. La pusillanimité, la crainte excessive des malades rendent l'injection lombaire très difficile , par suite d'un mouvement d'extension spasmodique de la colonne lombaire, et c'est dans des cas pareils qu'il y a torsion de l'aiguille (Obs. XI).

Au moment de la ponction, le liquide céphalo-rachidien, au lieu de sortir clair et limpide, peut sortir sanguinolent (1) (Obs. II) ; dans ces cas, on laisse l'aiguille en place et au bout de quelques secondes on voit la teinte sanguine s'atténuer et le liquide redevenir limpide. Un autre incident observé est le suivant : l'aiguille poussée selon les règles donne issue à deux ou trois gouttes de sang, puis il ne sort plus rien ; après de vaines manœuvres, on retire l'aiguille et on s'aperçoit que sa lumière est bouchée par un caillot sanguin (Obs. VIII). Enfin, nous avons vu le liquide sortir tantôt en jet (Obs. VI), tantôt difficilement et en bavant (Obs. II). Mais nous n'avons jamais observé ce que d'autres chirurgiens ont appelé : une ponction blanche (2).

La quantité de liquide écoulé n'a jamais dépassé 4 à 5 gouttes. C'est là un point important. Bier, dans l'expérience qu'il tenta sur lui-même, se servant d'un trocart, perdit brusquement son liquide céphalo-rachidien, et, sans avoir reçu de cocaïne, présenta des troubles nerveux pénibles et persistant pendant plusieurs jours.

Le temps écoulé entre l'injection et l'apparition de l'analgésie a été de cinq minutes (Obs. I, II, X, XII, XIII, XIV), de sept minutes (Obs. VI, XVII), de huit minutes

(1) Ce sang est dû à la blessure de petites veinules extra ou intra-dure-mériennes.

(2) Reclus emploie l'aiguille de Tuffier, mais il ajoute un obturateur, fil d'argent ou crin de Florence, afin que la lumière de l'aiguille ne soit oblitérée par des débris des tissus ou du sang coagulé.

(Obs. V, XV), de dix minutes (Obs. III, IX, XVIII) et une seule fois de treize minutes (Obs. XVI).

L'analgésie débute généralement par les membres inférieurs et envahit progressivement les membres inférieurs, le bassin, la région ombilicale et remonte jusqu'à l'épigastre. Dans un cas (Obs. I), la sensibilité persistait encore au niveau des membres inférieurs quand elle était déjà totalement abolie au niveau de l'aine et de l'abdomen. C'est ce que Tuffier avait remarqué en disant que l'analgésie débute quelquefois par les organes génitaux. Vulliet de Lausanne a fourni l'explication anatomique de cette particularité , en montrant que la piqûre correspondait exactement au passage des nerfs de la région.

L'analgésie s'annonce par des fourmillements , des crampes (Obs. II, VIII, XVIII), de l'engourdissement dans les jambes (Obs. IV, XVII).

Certains présentent, pendant quelques secondes, un léger tremblement des membres inférieurs (Obs. III, IX, XVII), d'autres accusent une légère sensation de froid (Obs. II, III, IV, XII) ou une sensation de soif (Obs. XI, XIV, XVI) ou de faim (Obs. XIV, XVI). Progressivement, la sensibilité à la douleur disparaît, la sensibité au contact persiste seule. Il n'y a donc pas d'anesthésie mais de l'analgésie. L'analgésie obtenue est complète, absolue, à tel point que souvent, quand l'opération est déjà terminée, les malades font observer : « Puisque je ne peux arriver à m'endormir aujourd'hui, vous m'opérerez demain » (Obs. V, XI). Elle s'étend aux organes profonds et nous livre le patient aussi passif, aussi inerte, aussi insensible que dans les meilleures narcoses générales. Elle est d'une durée suffisante pour pratiquer les plus longues interventions. Dans nos observations elle a été huit fois égale ou supérieure à 1 heure (Obs. I, II, IV, V, XI, XII, XIV,

XVIII), et dans les autres cas elle a oscillé entre 37 et 50 minutes. La position inclinée de Trendelenburg ne modifie en rien l'insensibilité, telle la malade de l'observation XIII. L'analgésie remonte en général jusqu'à deux travers de doigt au-dessus de l'ombilic ; cependant nous l'avons vu remonter jusqu'à 6 centimètres au-dessus de l'ombilic (Obs. XIII), et même s'étendre jusqu'au mamelon (Obs. XIV, XV).

Une seule fois nous avons observé une dissociation syringomyélique manifeste; le malade n'a senti la chaleur de la bouillotte qu'on lui avait mise aux pieds que trois heures après l'intervention. Dans un autre cas que nous relatons dans le chapitre consacré aux applications obstétricales, la parturiente se plaignait de froid aux pieds. On lui place une bouillotte très chaude, elle éprouve un bien-être de chaleur ; mais la malheureuse ne se rendait pas compte qu'elle se brûlait la plante des pieds.

Le retour de la sensibilité suit une marche progressive de haut en bas. Elle chemine de la zone ombilicale à la plante des pieds,qui est la première et la dernière région à subir l'influence de la cocaïne. Une fois le retour de la sensibilité obtenu, les phénomènes du début ont pu réapparaître ; nous voulons parler des fourmillements et d'engourdissement des membres inférieurs (Obs. I, III, IV, XV).

Les phénomènes qui accompagnent ou qui suivent l'analgésie ont été soigneusement relevés par nous, mais ne doivent cependant pas être considérés pénibles à tel point pour qu'ils constituent des contre-indications de la méthode. Quels sont ces phénomènes et combien de fois les avons-nous observés ? Voilà ce que nous apprend l'étude du tableau ci-après :

Pendant l'analgésie :

PHÉNOMÈNES OBSERVÉS	OBSERVATIONS	TOTAL
Nausées	I, III, IV, V, VI, IX, X, XII, XIII, XIV, XVII, XVIII	12 fois
Légers vomissements	I, VIII, IX	3 fois
Grands vomissements	X	1 fois
Transpiration	III, V, VI, XIV, XVIII	5 fois
Sueurs profuses	I, V, VIII, X	4 fois
Pâleur de la face	I, VIII, XIV, XVIII	4 fois
Relâchement du sphincter anal Emission de gaz par l'anus	I, XIV	2 fois
Incontinence matières fécales	»	»
Céphalée	IV, IX, X, XII, XIII	5 fois
Pupille dilatée	I, XIII, XIV	3 fois
Pupille ne réagissant pas à la lumière	IV	1 fois
Appareil respiratoire	»	»
Appareil circulatoire	L'augmentation du nombre des pulsations artérielles se montre souvent pendant l'intervention et suit presque l'injection. Mais cette augmentation diminue progressivement et a disparu sitôt que le malade a regagné son lit. Nous avons compté 80-100-120 et, une seule fois, 144 pulsations par minute (Obs. III).	

Après l'analgésie :

PHÉNOMÈNES OBSERVÉS	OBSERVATIONS	TOTAL
Nausées	IV	1 fois
Vomissements	IV	1 fois
Légère céphalée	I, III, IV, XV, XVII	5 fois
Pouls	Régulier et normal	»
Hyperthermie (1)	V, VI, XV	3 fois
Hypothermie (2)	I, II, XVI	3 fois
Accident tardif	»	»

Ajoutons que deux fois nous n'avons constaté aucun de ces phénomènes (Obs. XI et XVI) ; aussi nous pouvons ranger ces deux cas dans ceux que Nélaton appelle excel-

(1) Dans les observations V, VI, la température vespérale a été de 38°5. Mais il s'agit de ce malade atteint de gangrène symétrique des deux membres inférieurs et qui faisait de la résorption purulente. Dans l'observation XV, la température vespérale a été de 39°4. Mais le malade était constipé, et, dès qu'il fut purgé, la température devint normale.

(2) Les sueurs abondantes des malades I et II expliqueraient pourquoi, chez le premier, la température est descendue à 35°8 et, chez le second, à 35°.

lents (1). Malgré les inconvénients fugaces enregistrés dans les autres observations, nous pouvons affirmer que tous nos résultats ont été bons, que toujours il y a eu une analgésie parfaite, sauf dans un seul cas (Obs. VII), où manifestement la dose injectée était insuffisante.

---

(1) Voir Société de chirurgie, séance du 8 mai 1901, et *Presse Médicale* du 11 mai 1901.

CHAPITRE VI

Recherches entreprises en vue d'atténuer les inconvénients de la rachi-cocaïnisation : eucaïne B, tropacocaïne, etc. (Bier, Tuffier, Legueu) ; — nirvanine : expériences entreprises sous la direction de M. de Rouville.
Objections adressées à la méthode : accidents tardifs ; — argument moral : le malade assiste à son opération.
Avantages du nouveau procédé.

Il ressort donc de cette analyse que sur la table d'opération il n'y a pas eu le moindre accident tant soit peu grave, pas la plus petite alerte, comparable à celle du chloroforme ou de l'éther.

Les inconvénients que nous rapportons : nausées, vomissements, etc., ont eu un caractère fugace et nullement inquiétant ; aussi le chirurgien opérait-il avec une parfaite tranquillité d'esprit.

A quoi sont dus ces phénomènes ? Sans entrer dans de longs développements, nous dirons qu'ils sont dus non à l'absorption de la cocaïne dans l'appareil circulatoire, mais à une action directe de la cocaïne sur les centres par suite de la diffusion d'une petite quantité de cocaïne dans toute l'étendue de la cavité céphalo-rachidienne (1).

Pour produire ce même résultat par la voie sanguine il faut en effet des doses de cocaïne notablement plus fortes (2) que celles employées dans la rachi-cocaïnisation.

---

(1) Voir Tuffier. — l'*Analgésie chirurgicale par voie rachidienne*, pages 33 et suivantes. Masson et Cie, éditeurs, Paris 1900.

(2) Voir Dastre. — Article Cocaïne du *Nouveau Dictionnaire de Physiologie*.

Néanmoins ces inconvénients, quelque fugaces et bénins qu'ils soient, impressionnent désagréablement le patient et souvent même le chirurgien (1) et ses assistants.

Nous ne devons pas seulement envisager nos faits personnels, qui tous ont été bons ; nous devons aussi tenir compte de tous les faits publiés et comprendre pourquoi des chirurgiens d'une haute valeur, qui ont à leur actif un grand nombre d'interventions par le nouveau procédé d'analgésie, multiplient leurs recherches cliniques et expérimentales afin d'arriver, sinon à supprimer, du moins à atténuer les inconvénients partout signalés de la rachicocaïnisation.

Bier, dont la technique diffère de celle adoptée en France, signale dans toutes ses publications les graves inconvénients du nouveau procédé.

Aussi au XXXe Congrès allemand de chirurgie tenu à Berlin au mois d'avril dernier, a-t-il exposé les études qu'il a entreprises pour améliorer la nouvelle méthode. Ses recherches ont porté sur trois points:

1° Il a essayé de remplacer la cocaïne, substance toxique, par des substances voisines qui le sont beaucoup moins ; mais il a remarqué que des doses plus considérables étaient nécessaires. Il a en effet employé l'eucaïne B dont l'équivalent toxique est de 0 gr. 30 par kil. d'animal, tandis que celui de la cocaïne est de 0 gr. 08.

2° Il s'est préoccupé de protéger le cerveau contre les principes toxiques apportés par le liquide céphalo-rachidien. A cet effet, il provoque artificiellement l'hypérémie de l'encéphale : le sang refoule le liquide céphalo-rachidien de la boite crânienne. Pour obtenir ce résultat, il se sert

---

(1) Voir Ricard. — *Presse Médicale* du 11 mai 1901.

d'une bande de caoutchouc serrée autour du cou, de telle façon qu'elle amène une congestion visible de la face, sans jamais déterminer des troubles appréciables. On l'applique aussitôt après l'injection de cocaïne et on la laisse pendant deux heures. Son emploi doit être proscrit chez les artério-scléreux. Les suites pénibles seraient infiniment moindres par ce procédé.

3° Il a essayé de rendre les substances anesthésiantes moins toxiques en diluant leurs solutions. Il fait remarquer que même ces solutions faiblement titrées déterminent chez les malades des phénomènes pénibles, bien que moins intenses, ce qui prouverait, d'après Bier, que les phénomènes observés dépendent moins de la quantité du médicament que de l'ascension de celui-ci vers le cerveau (1).

Tuffier a successivement expérimenté l'eucaïne, la tropacocaïne, qui ont tous les inconvénients de la cocaïne avec un pouvoir analgésiant moindre; il a également employé les solutions isotoniques au liquide céphalo-rachidien, qui sont moins actives et n'amendent en rien les troubles nerveux (2).

Legueu et Kendirdjy ont essayé l'eucaïne et lui auraient trouvé des avantages (3); Nélaton (4) dans 7 ou 8 cas a essayé, pour combattre les malaises du début de la cocaïnisation — angoisse, agitation, nausées — de faire respirer à ses malades quelques bouffées de chloroforme et il a remarqué que presque toujours, quand on s'y prenait à temps, ces malaises étaient supprimés ou très atténués.

---

(1) *Presse Médicale*, samedi 27 avril 1901.

(2) Tuffier. — *Presse médicale*, 24 avril 1901.

(3) *Presse Médicale*, 27 octobre 1900.

(4) *Presse Médicale*, samedi 11 mai 1901.

Nous-même, sur l'instigation de M. le professeur agrégé de Rouville, avons essayé de substituer la nirvanine à la cocaïne et avons entrepris plusieurs expériences dans ce sens.

La nirvanine (1) a fait l'objet de plusieurs publications dues à M. Braquehaye, chirurgien en chef de l'hôpital français de Tunis, qui a montré tous les grands avantages de cette substance comme anesthésique local.

Elle rend les mêmes services que la cocaïne, mais elle est beaucoup moins toxique : en effet, son équivalent toxique serait de 0 gr. 70 par kil. d'animal. Elle possède des propriétés antiseptiques très appréciables à dose usuelle. Ses solutions sont stérilisables par l'ébullition sans perte du pouvoir analgésique. Enfin, son prix de revient est de beaucoup inférieur à celui de la cocaïne.

Etant donné tous ces avantages, M. de Rouville a essayé de les mettre à profit en utilisant la nirvanine en injections intra-rachidiennes.

La solution employée a été celle recommandée par M. Braquehaye, c'est-à-dire une solution à 5 p. 100.

Plusieurs expériences ont été faites sur des chiens de toute taille. Elles ont été tantôt négatives, tantôt positives. Nous nous bornerons à en rapporter quelques-unes seulement. Nous avons employé tantôt la méthode de Sicard (2), tantôt celle de Tuffier (3).

---

(1) La nirvanine est un dérivé de l'orthoforme. Commme composition chimique ce serait un éther méthylique de l'acide diéthylglycocolle-amido-oxybenzoïque.

(2) Sicard. — Thèse de Paris, 1900.

(3) Tuffier.— *Analgésie chirurgicale par voie rachidienne.* Masson et Cie, éditeurs, Paris.

Première expérience (négative)

On prend un jeune chien. On lui donne quelques bouffées de chloroforme. On fait une grande incision à un travers de doigt au-dessus des crêtes iliaques. On détache un grand lambeau et laborieusement on arrive sur la colonne vertébrale. Avec des cisailles on coupe les apophyses épineuses et les lames vertébrales fortement imbriquées ; on tombe sur une couche graisseuse qu'on enlève et la dure-mère est mise à nu. A ce moment une forte hémorragie se produit et cache le champ opératoire. On tamponne, on pousse avec la seringue de Pravaz un centimètre cube de solution. Mais elle ressort en partie. Même insuccès dans plusieurs autres tentatives. On sacrifie le chien, on agrandit l'échancrure osseuse, on charge la moelle sur une sonde cannelée et on s'aperçoit que la dure-mère est intacte et que le liquide avait fusé entre l'os et la dure-mère.

Deuxième expérience (positive)

Gros chien. Le manuel opératoire est le même que précédemment. Cependant pour arriver sur la dure-mère sans trop de délabrements on applique deux couronnes de trépan sur les lames vertébrales, au lieu de les enlever avec des cisailles. Une forte hémorragie se produit, elle est arrêtée par de la compression et des pinces à forcipressure. La dure-mère apparaît brillante et nacrée. On enfonce l'aiguille de Pravaz et on injecte 1 centimètre cube de la solution de nirvanine à 5 p. 100. On laisse quelques instants l'aiguille en place pour empêcher le liquide de refluer. Le chien est réveillé de son anesthésie légère au chloroforme. On attend quelques minutes, on constate alors que toutes les fois que l'animal est pincé, piqué, il réagit et accuse de la douleur s'il s'agit de la région antérieure du corps, tandis qu'il reste insensible, si on s'attaque à son train postérieur : on coupe l'oreille, l'animal pousse des cris plaintifs, on coupe la queue il demeure inerte. Le chien se lève, mais il se tient sur ses jambes antérieures, il est accroupi sur les postérieures qui semblent paralysées.

Une heure après l'intervention, l'animal est dans le même état.

Deux heures après il se lève et marche en titubant; il réagit à toutes les sensations douloureuses.

Dans quelques expériences nous nous sommes conformés à la technique expérimentale de Tuffier. Mais nous avouerons que nous avons été moins heureux que lui et que malgré tous nos soins nous n'avons jamais pu arriver à voir sourdre par la canule le liquide céphalo-rachidien. Il nous suffit d'en citer une seulement.

Troisième Expérience (négative)

Chien de grosse taille pesant 20 kilos. Pour nous rapprocher de la technique de Tuffier, nous prions M. Charlier, préparateur de physiologie, de curariser l'animal : mise à nu de la veine pédieuse, injection de 10 centigr. de curare. Trachéotomie, respiration artificielle. On met à nu le sciatique, ainsi qu'un filet sensitif du plexus brachial. Aucun de ces deux nerfs ne réagit à une forte excitation électrique. Malgré la faible dose de curare, toutes les plaques motrices demeurent abolies et cela pendant longtemps. On ouvre la paroi abdominale au thermo-cautère ; la masse intestinale est attirée à l'extérieur. On sent battre l'aorte, qu'on récline ainsi que la veine cave. On dissèque minutieusement et on met bien en évidence le disque intervertébral des deux dernières vertèbres lombaires. On y enfonce le trocart et on éprouve successivement, ainsi que le dit Tuffier, une résistance forte, faible et de nouveau forte, sensations dues à la constitution même du disque intervertébral, qui est formé en avant et en arrière par un tissu fibro-cartilagineux dur, tandis que son centre contient une pulpe molle. Nous avons beau retirer le mandrin, nous ne voyons point venir le liquide céphalo-rachidien. Le résultat est le même dans plusieurs autres ponctions. On sacrifie l'animal ; avec un fort bistouri on sépare les deux vertèbres et l'on aperçoit nettement la queue de cheval ; on plonge une spatule dans le canal vertébral et par le disque intervertébral sus-jacent on enfonce le trocart qu'on sent venir buter contre la spatule, preuve évidente que dès la première fois on avait pénétré dans le canal médullaire. Nous ne pouvons donc point nous expliquer pourquoi toutes les ponctions ont été blanches, à l'encontre de ce que Tuffier a observé et écrit.

S'appuyant, d'une part, sur quelques expériences positives, telle que l'expérience n° 2, et connaissant, d'autre part, la faible toxicité de la nirvanine, M. le professeur-agrégé de Rouville a essayé cette substance une seule fois en clinique.

Il s'agissait d'une femme atteinte de néoplasme malin de l'utérus, donnant lieu à de fortes hémorragies. On avait décidé de faire la ligature double des artères hypogastriques. La ponction lombaire est pratiquée comme d'habitude, mais on injecte, au lieu de cocaïne, un centimètre cube d'une solution stérilisée de nirvanine à 5 pour 100. Cinq minutes après, la malade dit ressentir des fourmillements dans les membres inférieurs, mais n'accuse aucun des symptômes soit subjectifs, soit objectifs que nous sommes habitués à rencontrer avec l'emploi de la cocaïne. On donne le premier coup de bistouri; la sensibilité est légèrement émoussée, mais non suffisamment pour se croire autorisé à continuer : on donne du chloroforme. La malade, dans la suite, n'a présenté aucun trouble imputable à la nirvanine (1).

Pourquoi n'a-t-on pas obtenu une analgésie parfaite ?

---

(1) La malade, revue neuf mois après l'intervention, est dans un état de cachexie avancée, mais n'a plus présenté la moindre perte de sang depuis la ligature des hypogastriques.

La dose ou la solution étaient-elles trop faibles ? C'est ce que des recherches ultérieures nous apprendront.

*
* *

Les chirurgiens réfractaires à la nouvelle méthode passeraient volontiers condamnation sur les inconvénients signalés plus haut, si les injections lombaires ne menaçaient pas la vie des opérés, ou encore si elles ne produisaient pas des lésions tardives de la moelle.

Devant l'absence de danger immédiat, on a parlé, en effet, d'accidents tardifs possibles. On n'injecte pas, a-t-on-dit, impunément des substances toxiques au voisinage de la moelle. Il faut attendre pour prononcer un jugement : les uns demandent un an, d'autres deux ans, les plus timorés, toute la vie du malade. Pourquoi ? On met dans le liquide céphalo-rachidien un centimètre cube de cocaïne à 2 p. 0/0, qui ne tarde pas à être absorbé, puis éliminé ; la cocaïne n'est pas en contact avec la substance grise, elle porte son action sur les racines rachidiennes spécialement, et avant de pénétrer dans la moelle pour influencer la substance blanche, la section physiologique des racines postérieures est faite, et l'analgésie est produite.

Mais avant de parler d'accidents tardifs. il faut vérifier ce que Nicoletti (1) (de Naples), s'était proposé de résoudre dans ses recherches : à savoir si l'action temporaire de la cocaïne au contact des éléments nerveux ne s'accompagne pas d'altérations histologiques de ces éléments. Des expériences ont été faites sur des chiens et des lapins. La

(1) Nicoletti. — Recherches expérimentales, histo-pathologiques et cliniques sur l'anesthésie médullaire (XIIIe Congrès intern. de médecine, Paris, 2-9 août 1900).

moelle de ces animaux a été soumise à un examen histologique très complet ; or, aucune lésion appréciable n'a pu être signalée.

Il n'a pas été fait, autant que nous avons pu nous rendre compte par nos recherches, d'examen histo-pathologique de la moelle lombaire des individus dont la mort, d'après Reclus, serait due à la cocaïne. Nous avons essayé de remplir cette lacune en faisant examiner la moelle lombaire de l'homme dont nous rapportons l'observation (Obs. II). Malheureusement, ce n'est point un cas qui puisse trancher la question et fixer nos idées. On y a constaté des lésions anciennes et récentes. M. le professeur Bosc, avec l'autorité qu'il a dans la matière, conclut que le cancer ulcéré de l'œsophage dont était atteint notre malade, arrivé à sa dernière période avec infection secondaire, est capable de produire toutes les lésions observées. La question exige de nouvelles recherches. Mais nous pouvons déduire en nous basant sur les expériences de Nicoletti : si des doses supérieures à celles employées chez l'homme n'ont produit aucune lésion chez les animaux, pourquoi, chez l'homme, l'action tout à fait momentanée d'une si faible dose de cocaïne influencerait-elle, des mois et des années plus tard, les éléments nerveux de la moelle ?

Nous avons, d'ailleurs, revu à plusieurs mois de distance la plupart de nos opérés : pas un n'a présenté un symptôme quelconque, cérébral ou spinal. Il y a juste deux ans que Bier et son assistant Hildebrandt ont fait l'expérience sur eux-mêmes, et il n'est pas arrivé à notre connaissance qu'Hildebrandt, qui seul, du reste, s'est fait injecter de la cocaïne, soit atteint de myélite. Le bon état actuel de ces deux courageux savants doit rassurer les chirurgiens scrupuleux.

Est-ce à dire que, parmi les injectés, il n'y en aura point qui auront des myélites chroniques ? Certes non ; mais il faudra alors prouver que l'injection est cause de la maladie. Il en sera d'eux comme de tous ceux qui n'ont point subi d'injection lombaire de cocaïne, et qui peuvent cependant être atteints de myélite chronique.

Mais le point capital de la question est de savoir si ces injections peuvent provoquer la mort du patient.

Reclus, à la séance du 19 mars 1901, a lu, à la tribune de l'Académie de médecine, un rapport très sévère pour la méthode de Bier et pour ceux qui l'ont essayée et préconisée. Il reproche à M. Tuffier d'avoir atténué et même caché certaines catastrophes survenues à la suite de l'emploi de la nouvelle méthode, qui a déjà 8 cas de mort à son passif sur moins de 2.000 injections sous-arachnoïdiennes. Il se dégage de la lecture de ce rapport une impression tout à fait décourageante.

Nous rapprocherons des attaques dirigées contre l'analgésie par voie rachidienne les paroles que prononça, en 1847, Magendie, le grand physiologiste, dans l'enceinte de l'Académie des sciences, en réponse à une communication de Velpeau sur les effets anesthésiques de l'éther :

« C'est la première fois que j'entends retentir dans cette enceinte le récit des effets merveilleux de l'éther sulfurique, dit-il... Ce que je vois de plus clair dans ces récits, c'est que, depuis quelques semaines, un certain nombre de chirurgiens se livrent à des expériences sur les hommes, et que, dans le but louable sans doute d'opérer sans douleur, ils enivrent leurs patients jusqu'au point de les réduire à l'état de cadavre, que l'on coupe, taille impunément et sans aucune souffrance. A peine l'expérience est-elle faite, et souvent avant qu'elle soit terminée, on la livre à la publicité. Je rends justice à l'intention, mais je dis qu'en agissant ainsi, MM. les chirurgiens font défaut à la raison, à la morale, et pourraient arriver à des conséquences dangereuses pour la sécurité publique; aussi, je me sens disposé à protester contre ces essais imprudents et souvent contre les publications précipitées » (1).

Aujourd'hui comme hier, il se trouve des hommes, et non des moindres, pour attaquer toute méthode nouvelle et originale.

Tuffier, à la séance de la Société de chirurgie du mois d'avril, par une argumentation très serrée et très énergique, réduit à 0 la mortalité de la cocaïnisation rachidienne. Il n'est point de notre compétence de suivre ces deux éminents chirurgiens dans leurs discussions. Nous renvoyons tous ceux que la question peut intéresser aux divers articles publiés dans la *Presse médicale* (2).

*
* *

On a encore invoqué contre l'analgésie par voie rachidienne un argument qui n'est pas sans avoir une certaine valeur morale : le malade conserve toute sa conscience; il assiste à toutes les péripéties de son opération et entend les réflexions ou les ordres du chirurgien.

Nous répondrons que le malade ne voit pas son opération, puisqu'il a une compresse sur les yeux ou le masque à éthérisation sur la figure, afin de simuler l'anesthésie générale. En revanche, cette conscience est pré-

---

(1) Propos exhumés des comptes rendus de l'Académie des sciences de 1847.

(2) *Presse médicale*, mercredi 24 avril 1901, samedi 11 mai 1901.

cieuse dans bien des cas : il peut être utile d'avoir l'assentiment du malade pour une opération plus grave que celle qu'on a tentée. La volonté du malade devient une indication au cours de l'opération. De plus, il peut fournir des renseignements complémentaires sur son mal; si on a de la peine à trouver le sac d'une hernie, on fait tousser le malade, etc.

C'est un avantage encore pour certains malades qui ont peur du chloroforme, et qui sont heureux d'être opérés sans être endormis et sans souffrance. Rien ne prouve mieux la supériorité de l'anesthésie lombaire que la rapidité avec laquelle elle est non seulement acceptée, mais réclamée, exigée, par certains malades qui ont vu leurs voisins de lit revenir de la salle d'opération tranquilles et conscients. Nous avons vu, par contre, des malades, d'abord réfractaires à cette méthode d'analgésie, sortir de la salle d'opération absolument heureux.

*
* *

De tout ce qui précède il se dégage que la méthode de Bier, telle qu'elle a été modifiée et vulgarisée en France par Tuffier, a des avantages indéniables.

L'analgésie qu'elle nous donne est complète et suffisante pour mener à bien les opérations les plus longues et les plus laborieuses. Elle mérite de prendre place à côté de l'anesthésie générale par le chloroforme et l'éther, et dans plusieurs cas, elle lui est supérieure, de l'aveu de Reclus lui-même : « Je la préfère au chloroforme et à l'éther, non point parce que le procédé est simple, élégant et rapide, non parce qu'il évite les angoisses des premières bouffées de l'anesthésique, mais surtout parce que le chirurgien anesthésie lui-même le patient ; et nous n'assistons pas à ce spectacle paradoxal d'un aide quelconque, le plus souvent inhabile, qui endosse la grande responsabilité en administrant le dangereux chloroforme, tandis que l'opérateur pratique parfois la plus légère, la plus insignifiante des interventions » (1).

Il y a des chirurgiens qui se refusent à essayer la nouvelle méthode, tel M. Delbet, de Paris, qui ne craint pas le chloroforme. Il doit évidemment avoir un aide exercé et sérieux pour l'administrer.

Quoi qu'on en dise, les vomissements dans l'analgésie cocaïnique sont infiniment moins fréquents et durent moins que dans la chloroformisation ; l'analgésie est presque immédiate et les suites opératoires sont, en réalité, insignifiantes si l'on a été aseptique tel qu'on doit l'être. Et quelle différence, vraiment saisissante, entre deux opérés du même jour, l'un chloroformisé ou soumis à l'éther, rouge, violacé, l'écume sanglante à la bouche, la langue meurtrie par la pince, se débattant souvent contre de vigoureux infirmiers, criant, hurlant, vomissant ; et le cocaïné, calme, souriant, se mettant tranquillement à manger au retour de la salle d'opération, ou écrivant à sa femme pour lui annoncer le succès de l'opération (Obs. XVI).

La cocaïne ne produit pas, chez les alcooliques, cette excitation délirante qu'on observe à la suite de l'administration du chloroforme.

Si le chloroforme et l'éther ne sont pas dangereux seulement sur la table d'opération, s'ils ont des effets toxiques sur les épithéliums rénaux et hépatiques, si l'éther

(1) Reclus. — La méthode de Bier. *Presse médicale*, 11 mai 1901.

expose à une broncho-pneumonie mortelle, si, comme le dit Delbet, certains malades qui meurent sans cause apparente, quelques heures ou quelques jours après l'opération, succombent, peut-être, à la chloroformisation (1), le procès de l'éther et du chloroforme est fait et on ne peut regretter qu'une chose, c'est que l'analgésie par voie rachidienne ne puisse étendre ses bienfaits sur toutes les parties du corps. Si cette méthode ne peut encore, à l'heure actuelle, être imposée d'une façon définitive, elle mérite, du moins, d'être étudiée de près, car elle offre des avantages incontestables. Ce qui le prouve d'une façon irréfutable, c'est le grand nombre d'élèves que Tuffier a faits en l'espace de quelques mois, tandis que Reclus, de son propre aveu, déclare que, depuis quinze ans qu'il préconise la cocaïnisation localisée, il a fait très peu d'élèves.

---

(1) Delbet.— De l'anesthésie par injections intra-rachidiennes de cocaïne. (*Revue générale de clinique et de thérapeutique*, n° 41. 13 octobre 1900.)

CHAPITRE VII

APPLICATIONS A L'OBSTÉTRIQUE

Ce travail, consacré à la méthode de Bier dans ses applications chirurgicales, est un travail montpelliérain. Aussi est-il de notre devoir de relater les essais tentés avec le nouveau procédé à la clinique d'accouchements de Montpellier, par MM. de Rouville et Puech dans le but d'arriver à l'idéal tant rêvé des accoucheurs : l'accouchement sans douleur.

Etant donné la portion du corps humain que la rachicocaïnisation analgésie, il était aisé de prévoir que la méthode recevrait rapidement des applications en gynécologie et en obstétrique.

Déjà Doléris, en 1884, avait essayé de diminuer les douleurs de l'accouchement par des badigeonnages du vagin et des applications d'une forte solution de cocaïne sur le col utérin. Les résultats ne furent pas tout à fait négatifs, mais insuffisants cependant pour justifier la conservation de la méthode.

Le premier travail en date sur l'analgésie par voie rachidienne dans les accouchements est celui de O. Kreis (1)

---

(1) Kreis. Ueber Medullarnarkose bei Gebärenden. *Cent. f. gyn.* 1900, n° 28.

de Bâle, qui rapporte six observations. O. Goldan (1) a expérimenté le procédé dans une vingtaine de cas, S. Marx (2) dans vingt-sept cas, enfin Doléris en France a une statistique de plus de 90 cas.

Nous rapportons les observations des trois rachi-cocaïnisations faites à Montpellier.

Observation Première

Cécile S..., 22 ans, lingère, primipare, entrée en travail à la Clinique d'accouchements le 11 mars 1901. Pas d'antécédents héréditaires intéressants. Comme antécédents personnels pathologiques une pneumonie à l'âge de 15 ans. Réglée pour la première fois à 15 ans ; la menstruation durait 5 jours, était peu abondante. A plusieurs reprises, absences menstruelles pendant 2 et 3 mois et même une fois pendant 6 mois. Premiers rapports sexuels à 21 ans, très douloureux.

La grossesse actuelle n'a rien présenté de particulier ; les règles se sont montrées pour la dernière fois le 7 juin. Apparition des premières douleurs à 3 heures du matin, le 11 mars. A l'entrée de la femme dans le service (5 heures) on constate que le col est dilaté comme une pièce de 2 francs, que la tête fœtale est encore mobile au détroit supérieur, l'occiput en rapport avec le côté droit du bassin, que la poche des eaux est intacte.

A 10 h. 30, la femme est examinée par M. Puech, qui constate que la dilatation est comme une grande paume de main, que la tête occupe la partie supérieure de l'excavation distante de trois travers de doigt du plancher périnéal ; que cette tête mal fléchie est en DP, que les parties latérales de l'excavation se laissent assez facilement

---

(1) *The Med. News*, 1900, n° 19, p. 722.

(2) *Med. Record*, octobre 1900, p. 521, et *Philadelphia medical Journal*, 10 novembre 1900.

explorer et que les parties molles qui tapissent le bassin offrent un certain degré d'aplasie.

A 12 h. 30, la dilatation est complète ; mais la tête reste dans la même situation. Une injection de 1 centimètre cube de la solution de cocaïne à 2 0/0 est pratiquée par M. le professeur de Rouville.

Une minute après l'injection, la femme accuse des fourmillements, particulièrement dans la jambe droite ; le pouls, qui battait à 66, s'élève à 88 ; puis surviennent des nausées ; des sueurs apparaissent à la face ; enfin, 20 minutes après, la malade se plaignait d'une constriction vive à la gorge qui la gênait pour avaler des liquides.

Tous ces phénomènes généraux avaient disparu au bout d'une demi-heure.

On a compté au pouls : 96 à 12 h. 50 ; 100 à 1 h. ; 80 à 1 h. 40.

Localement, l'on a relevé les particularités suivantes : l'action analgésique de l'injection, d'abord manifeste aux membres inférieurs au bout de 2 minutes, se faisait sentir au bout de 5 du côté de l'utérus. A partir de ce moment, les contractions utérines sont absolument indolores ; les contractions perçues par la main appliquée sur l'abdomen sont très rapprochées, presque subintrantes ; dans l'espace de 10 minutes, de 12 h. 40 à 12 h. 50, on en a compté 7.

A 12 h. 55, on rompt la poche des eaux, et, peu après, on constate que la tête n'est plus qu'à un travers de doigt au-dessus du plancher périnéal ; les bruits du cœur fœtal ont été notablement modifiés au cours de cette première période. Nous relevons les chiffres de 104, 96, 92 et même 88.

Mais après ces 10 premières minutes, les contractions deviennent plus régulières, se produisant à peu près toutes les 3 minutes. Le cœur fœtal, dans leur intervalle, bat de 120 à 130 à la minute.

A 12 h. 17, soit 1 h. 40 après l'injection de cocaïne, la femme déclare qu'elle sent venir la contraction et commence à se plaindre de nouveau. Les contractions, quoique régulières, sont plus fortes. La descente de la tête ne fait aucun progrès, comme lors des examens antérieurs ; cette tête est trouvée en D P et la fontanelle bregmatique est toujours sentie en avant et à gauche.

A partir de 4 heures, la femme se plaint assez vivement et demande elle-même une nouvelle injection. L'état général est excellent et le pouls bat à 80 lorsqu'à 5 heures nous pratiquons une seconde injection de cocaïne. A la suite se produisent les mêmes phénomènes généraux qu'après la première injection, moins cependant la constriction de la gorge. 5 minutes après, contraction indolore suivie de trois autres contractions très rapprochées ; mais le travail n'avance pas.

A 5 heures 20 on compte seulement 88 pulsations fœtales et en pratiquant le toucher, le doigt ramène du méconium.

A 5 heures 35, M. Puech pratique une application de forceps. En raison de l'étroite application des parties molles sur la tête du fœtus on n'a point tenté la rotation en avant et l'on a dégagé la tête en O S ; il a fallu recourir à des tractions énergiques pour amener au dehors la tête fœtale; déchirure du périnée étendue, mais n'intéressant pas l'anus. Toutes ces manœuvres se sont opérées sans que la femme ait senti la moindre douleur. Il en a été de même de la périnéorraphie exécutée aussitôt après la délivrance. Celle-ci s'est faite sans incidents, sans la moindre hémorragie. Quant à l'enfant, un garçon du poids de 2.810 qui présentait 3 circulaires autour du cou, il est né en état de mort apparente ; il a fallu recourir à la respiration artificielle pour le ranimer et ce n'est qu'après 40 minutes qu'il a pu être abandonné à lui-même. Elevé au biberon pendant les onze jours qu'il est resté dans le service, il a été envoyé au bout de ce temps à la montagne pour y être élevé au sein.

Pour la mère, les suites de couches ont été absolument physiologiques; la température qui le lendemain de l'accouchement était de 38° 7 au matin, descendait le soir à 37 degrés et n'a jamais dépassé 37 degrés les jours suivants. Le deuxième jour a été expulsé un gros caillot sanguin du volume d'un poing d'adulte.

Observation II

Cornélie F .., 18 ans, primipare, entrée le 9 mars 1901 à la clinique d'accouchements. Pas d'antécédents personnels ou héréditaires à relever. Menstruée pour la première fois à l'âge de 16 ans. La menstruation est irrégulière, peu abondante; sa venue est précédée chaque fois de douleurs abdominales.

Cette femme peu intelligente ne se rappelle pas la date de la dernière apparition des règles. A l'examen on constate que le fond de l'utérus est de 30 centimètres au-dessus de la symphyse pubienne. Le squelette est bien conformé. Pas de pelvi-viciations. On trouve une présentation du sommet en position gauche variété antérieure. La tête profondément engagée, les bruits du cœur fœtal sont nettement entendus à gauche.

Le 11 mars, à 3 heures du soir, apparition des premières douleurs. Jusqu'au lendemain 5 heures du matin les douleurs sont faibles et espacées. A ce moment on constate que la dilatation du col est comme une pièce de 5 francs, que la tête profondément engagée est bien fléchie ; la poche des eaux s'est rompue spontanément à 3 heures du matin.

A 6 heures du soir, le col est trouvé dilaté comme une paume de main, l'état général est excellent, le pouls bat à 88. Les bruits du cœur fœtal sont bien frappés, on compte 136 battements. Pour réveiller les contractions utérines languissantes, une injection de 1 centimètre cube de la solution de cocaïne à 2 p. 0/0 est pratiquée par M. de Rouville à 6 h. 18.

A 6 h. 24, la parturiente accuse des fourmillements dans les membres inférieurs avec sensation de froid aux pieds. A 6 h. 25, anesthésie complète de la partie inférieure du tronc jusqu'aux attaches costales du diaphragme. Comme phénomènes généraux, nous notons des nausées, de la sécheresse de la gorge, quelques vertiges, un peu de transpiration. Le pouls reste à 88.

L'analgésie utérine se maintient absolument complète jusqu'à 8 heures du soir. A partir de ce moment la femme commence à se plaindre à chaque contraction utérine. Les contractions sont toujours peu efficaces : à 7 h. 15, la dilatation est complète, mais la tête n'a aucune tendance à exécuter son mouvement de rotation. Les bruits du cœur fœtal sont moins troublés que dans la 1re observation : ils sont tombés cependant à 120 et à 112.

A 9 h. 55 du soir, M. Puech termine l'accouchement par une application de forceps. Pendant l'introduction des branches et l'extraction du fœtus, la femme accuse de la douleur et se débat. Délivrance au bout de 20 minutes, sans incident.

L'enfant, du sexe féminin, pèse 2.240 grammes; il présentait autour du cou une circulaire assez serrée qu'on a dû couper entre deux pinces à forcipressure.

Les suites de couches ont été absolument apyrétiques. Il n'y a pas eu, même dans les premières heures qui ont suivi l'injection cocaïnique, la moindre élévation thermique. La montée de lait s'est faite comme à l'ordinaire et très abondante. Cette femme nourrit avec le plus grand succès : c'est ainsi que le 7e jour l'enfant pesait 2380 grammes (soit 140 gr. de plus qu'à la naissance), 2500 gr. le 9e, 2610 le 11e, 2670 le 13e, 2780 le 15e 2850 le 17e.

Au troisième jour, cette femme a éprouvé une douleur assez vive dans le ventre, à la suite de laquelle elle a expulsé un caillot du volume d'une mandarine.

Relevons, en terminant cette observation, le détail suivant. Après son accouchement, la femme ayant été portée au dortoir des accouchées, se plaignit de froid aux pieds ; l'infirmière lui mit une boule d'eau chaude dont elle se déclara, tout d'abord, très satisfaite. Au bout d'un temps assez long, la malade se plaignit d'une douleur à la plante du pied gauche. On retire la bouillotte et on constate que celle-ci avait déterminé une brûlure au troisième degré qui, 22 jours après l'accouchement, était loin d'être guérie.

Observation III

Marie J..., 23 ans, lingère, entrée en travail à la clinique d'accouchements le 24 mars. Primipare. Mère morte d'une maladie de cœur.

Anémie à l'âge de 15 ans au moment de l'instauration menstruelle ; les règles durent d'ordinaire 4 jours et sont précédées de douleurs lombaires.

A 21 ans, premiers rapports sexuels très douloureux. Les règles se sont montrées pour la dernière fois le 25 juin 1900. Vers le milieu de novembre, a senti les premiers mouvements du fœtus. Grossesse absolument normale, sauf des varices aux membres inférieurs.

Le squelette est bien conformé ; pas de pelvi-viciation. Apparition des premières douleurs le 23 mars, à 10 heures du soir.

Lors du premier examen, le 24 mars, à 9 heures du matin, on trouve le col dilaté comme une pièce de 1 franc et dirigé en arrière. La tête est engagée dans l'excavation ; à travers la poche des eaux, très plate, on trouve la suture sagittale dans le sens du diamètre oblique gauche. A l'auscultation, les bruits du cœur fœtal sont entendus à droite de la ligne médiane et au-dessous de l'ombilic. Les contractions sont faibles et se produisent environ toutes les dix minutes. Pendant toute la journée du 24 et dans la nuit qui a suivi, les douleurs se sont montrées peu intenses ; la dilatation du col se fait très lentement.

Le 25, à 11 heures 30, la dilatation est comme une paume de main ; la tête commence son mouvement de rotation et la suture sagittale est dirigée dans le sens du diamètre oblique droit. La petite fontanelle est sentie en avant. La poche des eaux est intacte.

A 11 heures 50, M. Puech, assisté de M. de Rouville, pratique une injection de cocaïne. Aussitôt après l'injection, la malade éprouve une sensation de sommeil.

A 12 heures 5, vomissements glaireux, en même temps sudation à la face. A 12 h. 13, fourmillements dans les jambes. A 12 h. 20, la femme se plaint d'un peu de céphalalgie et d'une sensation de striction à la gorge.

Le pouls, qui battait à 110 un quart-d'heure après l'injection, retombait à 88 une demi-heure plus tard.

L'analgésie s'est montrée 5 minutes après l'injection cocaïnique : elle est très nette dans toute la zone comprise entre les attaches costales du diaphragme et l'union de la moitié supérieure avec la moitié inférieure de la jambe. A la moitié inférieure de la jambe ainsi qu'aux pieds, les piqûres avec une épingle et les pincements de la peau avec une pince à forcipressure sont parfaitement sentis.

Les contractions utérines restent totalement indolores jusqu'à 1 h. 15 (soit 1 h. 25 après l'injection),mais elles ne semblent pas devenir ni plus nombreuses, ni plus intenses. A 1 h. 30 la dilatation étant à peu près complète, on rompt la poche des eaux ; de plus en en plus la femme a conscience de la contraction utérine et à 2 h. 20 elle recommence à se plaindre assez vivement.

Pendant comme après la période analgésique, les bruits du cœur fœtal ont conservé les mêmes caractères et la même fréquence (136 battements).

A 6 h. 40 du soir, la tête restant toujours immobilisée en DA, on termine l'accouchement par une application de forceps. La délivrance s'est accompagnée d'une perte sanguine qui, sans être grave, a été un peu plus forte qu'à l'ordinaire. L'enfant, du sexe masculin et pesant 2.450 grammes, a crié immédiatement. Il a été envoyé à la montagne le lendemain de sa naissance pour être nourri au sein. Dans la soirée le thermomètre marque 37°5, les jours suivants la température n'a pas dépassé 37 degrés.

Comme dans les deux observations qui précèdent, le troisième jour, cette femme a expulsé à la suite de contractions utérines douloureuses un caillot du volume d'un œuf de poule.

Il se dégage de ces faits que l'analgésie a été parfaite dans les 3 cas, qu'elle a duré 1 h. 40, 1 h. 42, 1 h. 25 ; elle a débuté par les pieds et a remonté jusqu'aux attaches costales du diaphragme, sauf dans un cas (Obs. III) où il y a eu cette dissociation déjà signalée par nous : l'analgésie remontant jusqu'à la ligne sous-diaphragmatique s'arrêtait à l'union de la moitié supérieure avec la moitié inférieure de la jambe. Le pincement de la peau avec une pince à forcipressure et les piqûres avec une épingle étaient parfaitement sentis aux pieds et à la moitié inférieure de la jambe. Les phénomènes généraux ont été les mêmes que ceux que nous avons observés dans les applications chirurgicales, fourmillements, nausées, sueurs, céphalée. Cependant nous avons constaté un phénomène qui, à notre connaissance, n'a été encore signalé par personne: nous voulons parler de cette constriction à la gorge, de cette gêne pour avaler les liquides, signalées dans les observations I et II.

Dans les 3 cas, il y a eu une légère fréquence du pouls, on a noté 88-100, 110.

Du côté de l'utérus, les contractions sont devenues indolores de 5 à 7 minutes après l'injection, mais dans le premier cas les contractions utérines indolores étaient presque subintrantes, 7 en 10 minutes. Après ce laps de temps elles sont devenues régulières, une toutes les 3 minutes. Les bruits du cœur fœtal sont tombés à 88 dans le premier cas, à 112 dans le second, mais n'ont pas varié dans le troisième.

Une fois la période analgésique terminée, les femmes se plaignent : les contractions sont douloureuses et moins fortes. Une seule fois, on pratique une seconde injection réclamée par la parturiente elle-même (Obs. I). Mais le travail n'avançant pas, on termine l'accouchement par une application de forceps qui produit une déchirure du périnée ; la manœuvre obstétricale ainsi que la périnéorraphie sont indolores. Dans tous les trois cas on a eu recours au forceps. Ces faits prouvent que l'affirmation de M. Doléris sur l'action ocytocique de la cocaïne ne saurait être généralisée.

La délivrance s'est faite sans incidents.

Les suites de couches ont été physiologiques ; la première malade, seulement, a présenté un peu d'hyperthermie le lendemain de ses couches, soit 38°7, mais le soir, le thermomètre marquait 37°.

La montée de lait a été très abondante.

Phénomène curieux : toutes les trois femmes ont expulsé un caillot sanguin gros comme le poing, le 3e jour après l'accouchement.

Du côté du fœtus l'influence a été nulle; cependant, dans le premier cas, les contractions subintrantes de l'utérus ne semblent pas avoir été sans action sur le cœur du fœtus.

L'enfant né en état de mort apparente, dans le premier cas, est ranimé et élevé au biberon. Dans le second cas, il augmente rapidement de poids, et passe de 2380 gr. à 2850 gr. le 17e jour. Dans le troisième cas, l'enfant pesant 2450 gr. est envoyé à la montagne.

La technique employée est la même que celle que nous

avons déjà décrite. Si la position assise est commode, elle est cependant difficile à garder si le travail est avancé, et *à fortiori* si l'expulsion est commencée; alors il y aurait lieu de recourir au décubitus latéral, position certainement un peu moins favorable à l'introduction de l'aiguille.

Une seule injection est insuffisante pour résoudre le problème de l'accouchement sans douleur. Ses effets durent de 1 h. 30 à 1 h. 45. Alors, dans le but d'assurer la terminaison de l'accouchement avant la fin de l'analgésie, Doléris propose d'employer des instruments, aussitôt l'injection faite, pour substituer l'accouchement artificiel à l'accouchement naturel, en somme, un accouchement chirurgical. Or, M. le professeur Puech fait remarquer, avec juste raison, qu'il n'y a pas d'exemple qu'une femme meure de l'intensité des douleurs, tandis qu'à la suite d'un accouchement forcé, elle peut mourir d'infection.

On a proposé alors de faire une série d'injections aussitôt que les effets de l'une seront épuisés, et obtenir ainsi une analgésie longue. Malheureusement, on peut arriver à dépasser des doses prudentes. A la Clinique d'accouchements, on a fait une seule fois deux injections à la même femme. La question n'est pas jugée et exige de nouvelles études.

Mais là où la cocaïne pourrait être utile, c'est dans les douleurs du début, quand la femme dit accoucher par les reins, ou bien à la période d'expulsion.

On s'est demandé si la cocaïne pourrait rendre des services dans les accouchements pathologiques. On se trouve alors dans les mêmes conditions que pour les opérations chirurgicales. Elle permet au praticien de se dispenser du secours d'un aide. Mais, dans la pratique, la chloroformisation est rarement indiquée dans les applications de forceps. On pourrait la préconiser pour les autres interventions obstétricales, à la condition de s'assurer d'une asepsie parfaite, ce qui ne peut se réaliser que dans un milieu hospitalier. Il faut cependant se rappeler que le chloroforme est admirablement bien supporté par les femmes grosses ; l'action anémiante du chloroforme sur le cerveau (Cl. Bernard) est combattue par la congestion utérine, et son innocuité chez les femmes qui accouchent est connue depuis longtemps.

Nous pouvons nous résumer en disant que la rachicocaïnisation peut être pratiquée dans un hôpital, mais dans la pratique courante, son emploi n'est pas encore à conseiller.

CONCLUSIONS

I. — Les deux modes d'anesthésie générale le plus communément employés, la chloroformisation et l'éthérisation, ne sont pas sans inconvénients, et, sans vouloir, comme on l'a peut-être trop fait dans ce débat, en atténuer les précieux avantages, pour en accentuer les dangers, il est permis de dire qu'il y a lieu de chercher mieux ; toute tentative faite dans ce sens mérite donc d'être accueillie avec prudence, sans doute, mais aussi avec faveur.

II. — A ce titre, l'analgésie médullaire cocaïnique est certainement digne de retenir l'attention des chirurgiens.

III. — La méthode de Bier ne détrônera pas la chloroformisation et l'éthérisation, pas plus du reste que la cocaïnisation localisée ; il ne faut point voir en elle une méthode rivale, mais bien plutôt une méthode auxiliaire des précédentes, à côté desquelles elle prendra place ; réservée à certaines interventions (opérations sur les membres inférieurs, l'anus, le rectum, le périnée, le vagin, la portion sous-ombilicale du corps), elle est susceptible de rendre aux chirurgiens des services au moins égaux, souvent supérieurs, à ceux du chloroforme et de l'éther (affections cardiaques, pulmonaires, danger de l'administration de ces anesthésiques par des aides inexpérimentés, répugnance invincible de certains malades pour l'anesthésie générale).

On ne saurait en outre dédaigner l'avantage incontestable que présente, dans la clientèle privée en particulier, la suppression d'un aide.

IV. — Les résultats qu'a déjà fournis cette méthode, toute jeune, autorisent à aller de l'avant ; il faut poursuivre son étude, encore incomplète sur bien des points ; il faut chercher à la perfectionner, à atténuer ou à faire disparaître ses inconvénients, inconstants, peu graves sans doute et fugaces, mais qui n'en constituent pas moins trop souvent, à l'heure actuelle, une occasion de gêne et d'ennuis pour le chirurgien ; il faut enfin créer le chapitre, toujours délicat à formuler, des indications et des contre-indications de la méthode ; il faut, en d'autres termes, délimiter son champ d'action.

Ce dernier point ne saurait être que l'œuvre du temps.

VU ET PERMIS D'IMPRIMER :
Montpellier, le 23 Mai 1901.
Le Recteur,
Ant. BENOIST.

VU ET APPROUVÉ :
Montpellier, le 23 Mai 1901.
Le Doyen,
MAIRET.

INDEX BIBLIOGRAPHIQUE

(Par ordre chronologique)

Corning (J.-L.). — Special anæsthesia and local Medication of the cord (*New-York med. Journ.*, 1885, vol. XLII).

Corning (J.-L.). — *Medical Record,* 1888, vol. XXXIII, p. 291.

— Local anaesthesia, Appleton, 1886.

— Pain, New-York, 1894.

Quincke. — Die Lumbalponction der Hydrocephalus (*Berlin. klin. Woch.,* 21 sept. 1891, n° 38).

Fr. Franck. — Action paralysante de la cocaïne sur les nerfs et les centres nerveux (*Arch. de Physiol.,* 1892, p. 562).

A. Dastre. — Les Anesthésiques.

— *Nouveau Dictionnaire de Physiologie.* Article *Cocaïne.*

Richet. — *Nouveau Dictionnaire de Physiologie.* Article *Anesthésie.*

L. Guinard. — *Nouveau Dictionnaire de Physiologie.* Art. *Chloroforme.*

Reclus et Wahl. — *Revue de Chirurgie,* 10 février 1889.

— *Société de Chirurgie,* 1891, p. 761.

Reclus. — Académie de Médecine, séance du 12 mai 1891.

— *Semaine Médicale,* 1893 (Janvier, Mai, Septembre).

Chipault. — La ponction lombo-sacrée (Académie de Médecine, séance du 6 avril 1897).

A. Sicard. — Essais d'injections microbiennes, toxiques et thérapeutiques par voie céphalo-rachidienne (Société de Biologie, 30 avril 1898).

Jaboulay. — Drainage de l'espace sous-arachnoïdien et injection de liquides médicamenteux dans les méninges (*Lyon Médical,* 15 mai 1898).

P. Jacob. — Duralinfusion (*Berlin. klin. Woch.*, 23 et 30 mai 1898, nos 21 et 22).

A. Heydenreich. — De la ponction lombaire (*Sem. Méd.*, n° 43, 1898).

E. Martin. — La ponction lombaire (*Lyon Médical,* octobre 1898).

A. Sicard. — Injection sous-arachnoïdienne de cocaïne chez le chien (Société de Biologie, 20 mai 1899).

A. Bier. — Ueber cocaïnisirung des Rückenmarks (*Deutche Zeitschrift für Chirurgie*, 1899, tom. II, p. 361).

A. Sicard. — Les injections sous-arachnoïdiennes. Thèse de Paris, 1900.

Seldowitch. — Ueber cocaïnisirung des Rückenmarks (*Centr. für Chirurg.*, 1899, t. XLI, p. 1110).

Braquehaye. — La nirvanine. *Bulletin médical de l'hôpital civil français de Tunis,* juin 1899.

Th. Tuffier. — Analgésie chirurgicale par l'injection de cocaïne sous l'arachnoïde lombaire (Société de Biologie, 11 nov. 1899, et *Presse Médicale,* 15 nov. 1899, n° 91, p. 294).

Th. Tuffier. — Analgésie par injection cocaïnée dans l'espace sous-arachnoïdien lombaire (Soc. de Chirurg., 29 nov. 1899).

Heumberg. — Hémorrhagie mortelle de la queue de cheval à la suite d'une ponction lombaire (*Tribune Médicale,* 17 janvier 1900).

Pousson et Chavannaz. — Trois cas d'injection sous-arachnoïdienne de chlorhydrate de cocaïne (*Journ. de méd. de Bordeaux*, 4 février 1900, n° 5, p. 89).

A. Cadol. — L'anesthésie par les injections de cocaïne sous l'arachnoïde lombaire (Thèse de Paris, 1900).

Golebsky. — De la cocaïnisation de la moelle (*Gazette de Botkin,* 1900, n° 18).

Schiassi. — Un procédé simplifié de cocaïnisation de la moelle (*Sem. Méd.*, 14 mars 1900, n° 11, p. 94).

H. Diez. — Etude des injections sous-arachnoïdiennes de chlorhydrate de cocaïne (Thèse de Paris, 1900).

Jonnesco. — Quatre cas d'analgésie par injection de cocaïne sous le sac lombaire (*Bull. et Mém. de la Société de Chirurgie de Bukarest,* II, 1900).

Tuffier. — Anesthésie médullaire chirurgicale par injection sous-arachnoïdienne lombaire de cocaïne (*Sem. Méd.,* 16 mai 1900).

Gumprecht. — Anesthésie médullaire chirurgicale par injection sous-arachnoïdienne lombaire de cocaïne (*Deut. med. Woch.*, juin 1900).

A. Bibot. — Un nouveau procédé d'anesthésie chirurgicale (*Bull. du synd. médic. de la première province de Namur*, juin 1900).

Rusca. — Les injections intra-rachidiennes de cocaïne (*Revista de ciencias medicas*, Barcelone 25 juin 1900).

Kreis. — Ueber Medullarnarkose bei Gebärenden (*Centr. für Gyn.*, 14 juillet 1900, p. 724-729).

Doléris et Malartic (1er mémoire). — Analgésie obstétricale par injection de cocaïne dans l'arachnoïde lombaire (Acad. de Méd., 17 juillet 1900).

P. Arnaud. — La Nirvanine (Thèse de Montpellier, 28 juillet 1900).

Huguenin. — L'anesthésie générale par les injections de cocaïne sous l'arachnoïde lombaire (*Concours médical*, 1900, n° 25).

Tuffier. — L'anesthésie médullaire en gynécologie (*Revue de Gyn. et de Chirurg. abdom.*, juillet-août 1900, p. 683).

A. Bibot. — De l'anesthésie par l'injection de cocaïne dans le canal rachidien (*Bull. du synd. méd. de la province de Namur*, août 1900).

Severeanu et Girota. — L'analgésie chirurgicale par les injections de cocaïne dans le canal rachidien (XIIIe Congr. internat. de Médecine, Paris, 2-9 août 1900).

Tuffier. — De l'anesthésie médullaire par injection de cocaïne sous l'arachnoïde lombaire (XIIIe Congrès internat. de Médecine, Paris, 2-9 août 1900).

Nicoletti. — Recherches expérimentales, histo-pathologiques et cliniques sur l'anesthésie médullaire (XIIIe Congrès internat. de Médecine, Paris, 2-9 août 1900).

Nicoletti. — L'anestesia cocaïnica del medollo spinale mercé iniezione sotto-aracnoïdea lombare (*Arch. italiano di Ginecologia*, août 1900, p. 300).

Racoviceanu-Pitesci. — Contribution à l'étude de l'anesthésie par la cocaïne injectée dans le canal rachidien (XIIIe Congrès internat. de Méd., Paris, 2-9 août 1900).

Pitres. — Les injections de cocaïne comme moyen de diagnostic du siège des excitations algésiogènes dans les affections névralgiques (XIIIe Congrès internat. de Médecine, Paris, 2-9 août 1900. — Section de Neurologie).

FUSTER. — Troubles physiques et psychiques observés chez l'homme dans le cocaïnisme aigu expérimental (XIIIe Congrès internat. de Médecine, Paris, 2-9 août 1900. — Section de Pathologie générale).

SABATINI. — Analgesia por injeccion subaracnoïdea de cocaïna (Thèse de Buenos-Ayres, août 1900).

MARX — *Med. News*, 25 août 1900.

DUPAIGNE. — Sur les injections sous-arachnoïdiennes de cocaïne en obstétrique (Acad. de Méd., 28 août 1900).

DE ROUVILLE. — Quelques faits personnels d'anesthésie médullaire chirurgicale (*Nouveau Montpellier Médical*, 1900, n° 35).

A. BIER. — Bemerkungen zur cocaïnisirung des Rückenmarks (*Munch. med Woch.*, 4 septembre 1900, n° 36, p. 1226).

HAHN. — Ueber cocaïnisirung des Rückenmarks (*Mittheil. f. d. grenzgeb. der Medic. u. Chirurg.* Iéna, 14 septembre 1900, p. 336-341).

DUMONT. — Zur cocaïnisirung des Rückenmarks (*Correspond. Blatt. f. Schweiz. Aerzte*, 1er octobre 1900, n° 19).

MARX. — Medullary narcosis during labor (*Medical Record*, 6 octobre 1900).

MARCUS. — Medullary narcosis (Corning's method), its history and development (*Medical Record*, 13 octobre 1900, p. 561).

X... — Corning's method of medullary narcosis (*Medical Record*, 13 octobre 1900, p. 577).

P. DELBET. — De l'anesthésie par injections intra-rachidiennes de cocaïne (*Journal des Praticiens*, 13 octobre 1900).

PASTEGA et LOVISONI. — L'anesthesia par iniezione di cocaïna nell' aracnoïde lombare (*Ann. de med. naval.*, octobre 1900).

O. GOLDAN. — Some observations on anest. by intraspinal injections of cocaïne (*The med. News*, 1900, n° 19, p. 719).

WALLACE LEE. — Subarachnoidean injection of cocain as a substitue for general anesth., etc. (*Saint-Louis med. Rev.*, octobre 1900, p. 285).

STOUFFS. — L'anesthésie médullaire par l'injection de cocaïne, procédé de Tuffier (*La Presse médicale Belge*, 14 octobre 1900, n° 41).

CORNING. — Som conservative jottings à propos of spinal anæsthesia *Medical Record*, 20 octobre 1900).

LEGUEU et KENDIRDJY. — De l'anesthésie par l'injection lombaire intra-rachidienne de cocaïne et d'eucaïne (*Presse Médicale,* 27 octobre 1900, n° 89).

D. MANUEL BARRAGAN Y BONET. — Anestesia quirûrgica producida por las injectiones intra-raquideas de cocaïna (*Revista de medic. y cirurgia practicas,* 28 octobre 1900, n° 664).

P. ENGELMANN. — L'Eucaïne B dans l'anesthésie médullaire (*Munch. med. Woch.,* novembre 1900, n° 44, p. 1531).

TUFFIER et HALLION.— Expériences sur l'injection sous-arachnoïdienne de cocaïne (Soc. de Biologie, 3 novembre 1900).

TUFFIER. — Un mot d'histoire à propos de l'analgésie par voie rachidienne (*Presse Médicale,* 7 nov. 1900, n° 92, p. 323).

DOLÉRIS et MALARTIC. — Analgésie obstétricale par injection sous-arachnoïdienne de cocaïne (Soc. d'obst., de gynéc. et de pédiatrie, 9 novembre 1900).

MARX. — *Philadelphia medical Journal,* 10 novembre 1900.

NICOLAENKOFF. — L'anesthésie par la cocaïnisation de la moelle (Thèse de Paris, nov. 1900).

F. VILLAR. — De l'anesthésie chirurgicale médullaire par injection sous-arachnoïdienne lombaire de chlorhydrate de cocaïne (*Gaz. hebd. des Sc. médic. de Bordeaux,* 25 nov. 1900, n° 47, p. 557).

TUFFIER et HALLION. — Mécanisme de l'anesthésie par injection sous-arachnoïdienne de cocaïne (Soc. de Biologie, 8 déc. 1900).

TUFFIER. — Analgésie cocaïnique par voie rachidienne (*Sem. Médicale,* 12 décembre 1900, p. 423).

EHRENFEST (Hugo). — A few remarks on the use of medullary narcosis in obstetrical cases (*Med. Record,* 22 décembre 1900, p. 967).

MANEGA. — *La Riforma Medica* (1900, n° 11, p. 110 ; n° 11, p. 122). *La Rif. Med.* (décembre 1900, p. 697).

SALMON. — L'analgésie médullaire par injection sous-arachnoïdienne de cocaïne en chirurgie urinaire (Thèse de Paris, déc. 1900).

MORTON. — Is the subarachnoïdean injection of cocain the preferable anesthesia below the diaphragm ? (*Pacific med.* J. 1900, n° 11, p. 801).

MURPHY. — Further experience wit subarachnoïdean injections of cocain for analgesia in all operations bellow the diaphragm (*The med. News*, 1900, n° 19, p. 722).

E. Denis. — 53 anesthésies médullaires par injection de cocaïne dans l'espace sous-arachnoïdien lombaire, sur 51 malades (Alger-Mustapha. Giralt, imprimeur, 1901).

Tuffier. — L'analgésie chirurgicale par voie rachidienne (Masson et Cie, éditeurs. Paris, janvier 1901).

Dupaigne. — Anesthésie rachidienne par la cocaïne appliquée aux accouchements (*Ann. de Gyn. et d'Obst.*, 30 janvier 1901).

Labusquière. — De l'anesthésie par injection de cocaïne sous l'arachnoïde lombaire (*Ann. de Gyn. et d'Obst.*, 30 janvier 1901).

A. de Varigny. — Causerie scientifique (*Le Temps*, du 9 janvier 1901).

Tuffier. — De la stérilisation des solutions de cocaïne (*Presse Médicale*, 20 février 1901, n° 15).

Reclus. — A propos de la stérilisation des solutions de cocaïne (Soc. de chirurgie, séance du 27 février 1901).

— Rapport sur l'anesthésie par les injections intra rachidiennes de cocaïne (Acad. de médecine, séance du 19 mars 1901).

Laborde. — Les dangers de l'injection intra-rachidienne de cocaïne (Acad. de méd., séance du 26 mars 1901).

Roussel. — Thèse de Toulouse, 1901.

A. de Varigny. — Causerie scientifique (*Le Temps* du 3 avril 1901).

Bier. — Correspondance (Lettre à M. Reclus. — *Presse Médicale* du 3 avril 1901).

Tuffier. — *Presse Médicale*, samedi 6 avril 1901.

— L'analgésie cocaïnique par voie rachidienne (Soc. de chirurgie, séance du 17 avril 1901 et *Presse Médicale*, 24 avril 1901.)

Doléris. — De la cocaïne en obstétrique (Soc. méd. chirurg., séance du 15 avril 1901).

XXXe Congrès allemand de chirurgie. — *Presse Médicale* du 27 avril 1901.

Bier. — Nouvelles recherches sur l'anesthésie rachidienne (*Presse Médicale*, 27 avril 1901).

Adoue. — Thèse de Bordeaux, 1901.

Chaput. — Sur l'analgésie cocaïnique (*Presse Médicale* du 27 avril 1901).

Doléris et Puech. — *Presse Médicale* du 1er mai 1901.

RECLUS. — La méthode de Bier (Soc. de chirurg., séance du 8 mai 1901 et *Presse Médicale* du 11 mai 1901).

NÉLATON, SCHWARTZ, RICARD. — Sur l'analgésie cocaïnique par voie rachidienne (Soc. de chirurg., séance du 8 mai 1901 et *Presse Médicale* du 11 mai 1901).

BAZY, G. MARCHANT, ROUTIER. — Sur l'analgésie cocaïnique par voie rachidienne (Soc. de chirurgie, séance du 15 mai 1901).

LEJARS, LEGUEU, CHAPUT, RECLUS. — Sur la rachicocaïnisation (Soc. de chirurgie, séance du 22 mai 1901 et *Presse Médicale* du 25 mai 1901).

TABLE DES MATIÈRES

SERMENT

En présence des Maîtres de cette École, de mes chers condisciples, et devant l'effigie d'Hippocrate, je promets et je jure, au nom de l'Être suprême, d'être fidèle aux lois de l'honneur et de la probité dans l'exercice de la Médecine. Je donnerai mes soins gratuits à l'indigent, et n'exigerai jamais un salaire au-dessus de mon travail. Admis dans l'intérieur des maisons, mes yeux ne verront pas ce qui s'y passe; ma langue taira les secrets qui me seront confiés, et mon état ne servira pas à corrompre les mœurs ni à favoriser le crime. Respectueux et reconnaissant envers mes Maîtres, je rendrai à leurs enfants l'instruction que j'ai reçue de leurs pères.

Que les hommes m'accordent leur estime si je suis fidèle à mes promesses! Que je sois couvert d'opprobre et méprisé de mes confrères si j'y manque!

www.ingramcontent.com/pod-product-compliance
Ingram Content Group UK Ltd.
Pitfield, Milton Keynes, MK11 3LW, UK
UKHW012241240726
13966UKWH00003B/1213

9 782012 882119